Huiles essentielles

Alessandra Moro Buronzo
Jean-Charles Schnebelen

FIRST
Editions

Avertissement

Les conseils donnés dans ce livre ne dispensent pas du recours médical ou paramédical.

Lorsque vous êtes sous suivi médical, prévenez impérativement votre médecin ou votre thérapeute que vous désirez adjoindre les huiles essentielles à votre traitement en cours.

Il est conseillé, selon les problèmes spécifiques et uniques de chaque personne, de prendre l'avis de personnes qualifiées pour obtenir les renseignements les plus complets, les plus précis et les plus actuels possible.

L'auteur et son éditeur ne peuvent assurer une quelconque responsabilité du fait d'une mauvaise utilisation des huiles essentielles et des conseils indiqués dans cet ouvrage.

En cas d'utilisation prolongée et en cas d'utilisation d'huiles essentielles que vous ne connaissez pas, ayez toujours recours aux conseils d'un spécialiste.

ISBN : 978-2-7540-3554-5
Dépôt légal : juillet 2012
Imprimé en Italie

Mise en page et couverture : Olivier Frenot

Éditions First-Gründ
60, rue Mazarine
75006 Paris
Tél. 01 45 49 60 00
Fax 01 45 49 60 01
E-mail : firstinfo@efirst.com
Site internet : www.editionsfirst.fr

Sommaire

INTRODUCTION ... 9

L'ESSENTIEL DES HUILES ESSENTIELLES ... 15
Qu'est-ce qu'une huile essentielle? ... 15
Pourquoi utiliser les huiles essentielles? ... 16
Quelles sont les grandes familles végétales productrices d'huiles essentielles? ... 17
Où les plantes cachent-elles leur huile? ... 20
Comment les molécules aromatiques se forment-elles? ... 22
Quelle différence y a-t-il entre huiles essentielles et huiles végétales? ... 24

CHOISIR UNE HUILE ESSENTIELLE ... 27
Les huiles essentielles dans le commerce ... 27
Sur les étiquettes des flacons ... 29
Testez toujours les huiles essentielles avant de les utiliser sur la peau ... 31
Comment conserver les huiles essentielles? ... 32

UN PEU DE CHIMIE DANS LES HUILES ESSENTIELLES ... 33
La base ... 35
Les monoterpènes ... 35
Les sesquiterpènes ... 36

Les constructions sur la base ... 37
- Les phénols ... 37
- Les alcools monoterpéniques ... 39
- Les cétones ... 40
- Les oxydes ... 41
- Les éthers ... 42
- Les aldéhydes ... 43
- Les acides ... 45
- Les esters ... 45

COMMENT UTILISER LES HUILES ESSENTIELLES? ... 47

L'utilisation par voie cutanée ... 47
- Le bain ... 49
- La douche ... 51
- Les compresses ... 51
- Les cataplasmes ... 52

L'utilisation par voie respiratoire ... 53
- Les inhalations ... 54
- Directement du flacon ... 55

L'utilisation par voie orale ... 55

Les huiles essentielles, oui mais… les précautions d'usage ... 56

LES 18 HUILES ESSENTIELLES… ESSENTIELLES ... 63

Arbre à thé ou tea tree ... 65

Basilic CT linalol ... 68

Ciste ... 71

Citron ... 73

Coriandre ... 76
Cumin ... 79
Cyprès ... 81
Eucalyptus citronné ... 84
Gaulthérie ... 87
Hélichryse italienne ou immortelle ... 89
Lavande vraie ... 92
Lentisque pistachier ... 95
Menthe poivrée ... 98
Niaouli ... 101
Petit grain mandarinier ... 103
Pin sylvestre ... 106
Romarin CT verbénone ... 109
Thym à linalol ... 111

RAPPEL DES PRINCIPAUX DOSAGES ... 115
Dans le bain ... 115
Pour la douche ... 116
En inhalation ... 116
En massage ... 116
En diffusion ... 117
Pour le shampoing ... 117
Contre les insectes ... 117
Voie interne ... 117
Les interdites ! ... 118

LES PROBLÈMES DE A À Z ... 119
Acné ... 119
Aérophagie ... 120

Anxiété 121
Aphtes 122
Arthrite et/ou arthrose 122
Ballonnements 123
Bronchites 123
Brûlures 124
Cellulite 124
Cholestérol 125
Cicatrisation 126
Circulation 126
Constipation 127
Contusion 127
Coups de soleil 127
Coupures 128
Courbatures 128
Cystites 129
Démangeaisons 129
Dépression légère 130
Diarrhée (infectieuse) 130
Digestion lente 131
Douleurs musculaires 131
Drainage 132
Entorse 132
Escarres 133
Fatigue physique 133
Fatigue psychique 134
Fièvre 134
Gastro-entérite 135
Gencives (inflammation) 135

Gorge (mal de) 136
Grippe 136
Hématomes 137
Hémorroïdes 137
Herpès 138
Insectes (éloigner les) 138
Insuffisance hépatique 139
Lumbago 139
Mal de dents 140
Mal de dos 140
Mal des transports 141
Mal de tête 140
Mémoire 142
Mycoses (de la peau) 142
Nausées 142
Névralgie 143
ORL 143
Parasites intestinaux 144
Pellicules 144
Piqûres d'insectes 145
Poux 145
Prostate (inflammation de la) 146
Rhumatismes 147
Rhume 147
Sinusite 148
Sommeil (problèmes de) 148
Spasmes intestinaux 149
Spasmes musculaires 149
Stress 150

Tendinites 150
Toux 151
Varices 151
Verrues 152

SCHÉMA SIMPLIFIÉ DES HUILES ESSENTIELLES : COMPOSANTS ET PROPRIÉTÉS 153
Les terpènes 153
Les phénols 154
Les alcools monoterpénols 154
Les aldéhydes 155
Les cétones 155
Les dicétones 156
Les esters 156
Les oxydes 157

CONCLUSION 159

Introduction

Puis-je utiliser une huile essentielle seulement si elle sent bon ? Et que dois-je faire si l'odeur est forte ou désagréable ? Combien de gouttes utiliser ? Y a-t-il un mode d'emploi particulier et des précautions à connaître ? Y a-t-il des huiles essentielles considérées comme toxiques ? J'ai une peau fragile, puis-je faire des massages aux huiles essentielles ? Les huiles essentielles conviennent-elles aux enfants ? À partir de quel âge ? J'allaite mon bébé, l'huile essentielle va-t-elle passer dans le lait ? Les femmes enceintes doivent-elles prendre des précautions dans l'usage des huiles essentielles ? Dans ce Petit Livre, vous trouverez les réponses à toutes les questions que vous vous posez sur l'univers assez complexe des huiles essentielles. Nous vous donnerons toutes les informations vous permettant d'avoir une « philologique » de l'aromathérapie.

Petite histoire de l'aromathérapie

L'aromathérapie (du latin *aroma*, aromate, et du grec *therapia*, soin) est la méthode de soins avec des huiles essentielles. Cette discipline fait partie des thérapies dites

« holistiques », car les huiles essentielles sont en mesure d'influencer l'état d'un individu sur les plans physique et psychique. L'aromathérapie peut donc prendre en compte la totalité d'un individu.

Il semble que l'usage des arômes remonte aux premiers moments de la présence de l'Homme sur Terre. Il est certain qu'il y a plus de 5 000 ans, le recours aux plantes aromatiques (basilic, cannelle, cardamome, gingembre…) était très fréquent dans la tradition indienne ayurvédique, sous de nombreuses formes, parmi lesquelles les bains et les massages. De plus, les arômes des plantes étaient utilisés depuis la nuit des temps pour agir sur l'esprit et le comportement de l'homme.

On retrouve dans le bassin méditerranéen, où les espèces aromatiques abondent, des témoignages de l'emploi de plantes aromatiques. Plus particulièrement en Mésopotamie, les scientifiques ont découvert une tablette écrite datant de 4 000 av. J.-C. évoquant l'utilisation d'arômes de plantes lors des épidémies.

De même, de nombreuses gravures datant de l'Égypte ancienne y font référence. Les Égyptiens exploitaient les propriétés des plantes aromatiques, comme le cèdre, la cannelle, le genièvre… sous des formes variées. Ils connaissaient les macérations, les fumigations, les onguents et les embaumements.

Les Hébreux utilisaient la myrrhe, la cannelle, l'hysope, l'origan et le nard, cité dans la Bible comme un parfum particulièrement agréable.
Quant aux Grecs et aux Romains, ils exploitaient les propriétés de la lavande, du romarin, de la sarriette et d'autres plantes lors des épidémies de peste. Hippocrate (460-370 av. J.-C.), considéré comme le père de la médecine moderne, décrit l'art des bains aromatiques ; Théophraste (371-288 av. J.-C.), philosophe grec et fondateur de la botanique, parle également des huiles essentielles, dont l'action est selon lui principalement liée aux odeurs. Il ne faut pas oublier Dioscoride (40-90 apr. J.-C.), médecin, pharmacologue et botaniste grec, dont les écrits vont inspirer les soins et les traitements durant… tout le premier millénaire de notre ère !
Ce sont les Arabes qui perfectionnent les techniques de distillation et semblent être les fondateurs de l'aromathérapie telle que nous la connaissons aujourd'hui. Les croisades contribuent au développement et à l'accroissement des connaissances en rapportant en Occident les techniques d'extraction et de préparation ainsi que les espèces (*species* = épices) aromatiques lointaines. Les alchimistes et « apothicaires-espiciers », après avoir été « aromaterii », pérennisent l'usage des arômes, sous leur forme brute ou en formules diluées dans l'alcool. L'eau

des Carmes (une eau de mélisse préparée par macération dans l'alcool de la plante et d'autres ingrédients comme le citron, l'angélique…) est un exemple de remède polyvalent, digestif, calmant nerveux… qui a traversé les siècles. D'autres exemples sont devenus célèbres, comme le « vinaigre des quatre voleurs », une préparation antiseptique et stimulante utilisée pendant la peste du XVIIe siècle, que l'on obtient en laissant macérer puis en exprimant des plantes aromatiques (absinthe, romarin, sauge, menthe, lavande, ail, acore…) dans du vinaigre. Agissant contre les rhumatismes et comme antiseptique sur la peau, l'alcoolat de Fioravanti, mis au point au XVIe siècle à Bologne, est encore aujourd'hui disponible en pharmacie.

L'aromathérapie moderne se développe dans les années 1930 avec les études de l'ingénieur et chercheur René-Maurice Gattefossé (1881-1950) qui est considéré comme l'inventeur du mot « aromathérapie ». D'autres noms ont contribué à l'implantation et à la validation scientifique de l'utilisation des huiles essentielles. On peut citer le Dr Valnet, dont les travaux datent des années 1960, puis les Drs Belaiche, Duraffourd, Lapraz, Giraud, Pénoël et les chimistes Garnero et Franchomme… Des professeurs d'université, tels Anton, Bezanger, Chaumont, Duquenois, Paris, Pellecuer, ont ensuite donné leurs lettres de noblesse à la phytothérapie et à l'aromathérapie. Le professeur

Cornillot a créé le cursus Dumenat (diplôme universitaire des médecines naturelles) pour la phyto-aromathérapie (et d'autres médecines dites douces) à la faculté de médecine de Paris XIII.

L'ESSENTIEL DES HUILES ESSENTIELLES

•

Même si tout le monde a l'impression de bien connaître les huiles essentielles, on constate dans la pratique que les idées sont souvent confuses…

Qu'est-ce qu'une huile essentielle ?

Il s'agit d'une substance de nature volatile. Les molécules qui constituent une huile essentielle s'évaporent plus ou moins rapidement pour se déplacer dans l'air. Sur Terre, seulement 10 % environ des espèces végétales répertoriées sont classées plantes aromatiques.

L'huile essentielle telle que nous la connaissons, c'est-à-dire prête à l'emploi, est extraite de la plante le plus souvent à travers une distillation à la vapeur d'eau. D'autres techniques existent, comme l'enfleurage qui recourt à un corps gras et à de l'alcool, l'extraction au dioxyde de carbone appelée « supercritique » qui extrait sans élévation de température ni transformations dues au fluide d'extraction ou encore l'expression directe lorsqu'il s'agit des agrumes (on parle alors d'« essence »).

Pour utiliser les huiles essentielles, nul besoin de mélanges compliqués ou « alambiqués ». Il est le plus souvent inutile de mélanger plus de quatre ou cinq huiles essentielles. Dans certains cas, on peut même obtenir des résultats très satisfaisants avec une seule huile essentielle. En réalité, ce résultat ne devrait pas nous surprendre quand on sait que toute huile essentielle est naturellement composée de 50 à 300 principes actifs. Ces derniers peuvent être classés en grandes familles chimiques qui ont chacune un rôle thérapeutique et des caractéristiques pharmacologiques. En connaissant leur structure, on peut en exploiter les avantages. Pas besoin, donc, de se livrer à de savants mélanges, car doublons et accumulations incontrôlés d'actifs peuvent provoquer des effets imprévisibles, voire dangereux.

Pourquoi utiliser les huiles essentielles?

L'action des huiles essentielles dépend de la nature des actifs qu'elles contiennent. La plupart des gens pensent que l'intérêt des huiles essentielles se résume à leur pouvoir anti-infectieux : elles peuvent être antivirales, antibactériennes et antifongiques. Cependant, elles assurent bien d'autres fonctions:

- Anti-inflammatoires,
- Antispasmodiques,

- Antiparasitaires,
- Régulatrices du système immunitaire,
- Tonifiantes,
- Calmantes,
- Anxiolytiques,
- Cicatrisantes,
- Actives sur la sphère digestive,
- Favorables à l'élimination des gaz intestinaux,
- Hépatorégulatrices et hépatostimulantes,
- Régulatrices des fonctions de la vésicule biliaire,
- Fluidifiantes sanguines ou hémostatiques,
- Hypotensives et hypertensives,
- Régulatrices du système hormonal,
- Antioxydantes,
- Insecticides.

Quelles sont les grandes familles végétales productrices d'huiles essentielles ?

Parmi les **Conifères**, les sapins (*Abies*), les pins (*Pinus*), les cèdres (*Cedrus*) sont couramment utilisés. Plus précisément, on distille les aiguilles, les bourgeons et les écorces des sapins et des pins, ainsi que les cônes des cèdres. De l'incision des troncs de divers pins vont exsuder des oléorésines qui, par distillation, donneront des essences de térébenthine, qui seront qualifiées par leurs origines (térébenthine des Landes, de Venise…).

Les **Apiacées**, anciennement appelées Ombellifères, sont très répandues sur la planète. Il s'agit d'une famille de végétaux très riches en huiles essentielles et largement employés comme aromates. On y retrouve l'aneth (*Anethum*), l'angélique (*Angelicum*), l'anis (*Anisum*), le fenouil (*Foeniculum*), le cumin (*Cuminum*), le carvi (*Carum*), la coriandre (*Coriandrum*), la livèche (*Levisticum*), l'ache (*Apium*), le persil (*Petroselinum*), la carotte (*Daucus*)… D'autres plantes appartenant à cette famille ont un usage plus thérapeutique, c'est le cas de la khella (*Ammi visnaga*), un antiasthmatique, de l'eryngium (*Eryngium campestris*), un calmant de la toux, de l'opononax (*Opoponax chironium*), un draineur majeur au même titre que la livèche…

Les **Astéracées**, jadis nommées Composacées, constituent la plus importante et la plus évoluée des familles végétales. On y trouve notamment le pissenlit, qui n'est cependant pas aromatique, mais qui sème à tout vent, donnant l'image de leur astucieux système de diffusion. Les aromatiques les plus connues dans la famille sont les achillées (*Achillea*), l'armoise (*Artemisia*) mais aussi l'absinthe (*Artemisia absinthium*), l'estragon (*Artemisia dracunculus*), la camomille

(*Chamaemelum*), la matricaire (*Matricaria*), la camomille du Maroc (*Ormenis*), l'hélichryse ou immortelle (*Helichrysum*). D'autres sont bien moins communes, comme l'ambroisie (*Ambrosia*), l'inule (*Inula*), le chrysanthème (*Chrysanthemum*), la santoline (*Santolina*), la tanaisie (*Tanacetum vulgare*)… L'usage des Astéracées n'est pas toujours facile et autorisé, à cause de la présence de cétones, dont la thuyone, une molécule hautement neurotoxique dont l'utilisation peut présenter de très hauts risques (on la retrouve, dans cette famille, dans l'armoise, la santoline, la tanaisie). En revanche, certaines molécules contenues dans les huiles essentielles de cette famille, comme le chamazulène aux propriétés anti-inflamatoires, se forment heureusement au cours de la distillation à la vapeur d'eau.

Les **Lamiacées**, dites jadis Labiées, ont beaucoup de vertus thérapeutiques (contenues dans les huiles essentielles) et de propriétés antioxydantes (le plus souvent présentes dans les extraits aqueux comme la tisane). Les scientifiques se penchent aujourd'hui sur les propriétés antioxydantes pouvant être attribuées aux huiles essentielles (par exemple, celle du romarin). Les Lamiacées offrent une grande variété d'actifs aux propriétés anti-infectieuses, antispasmodiques et anti-inflammatoires.

Les huiles essentielles de cette famille sont parmi les plus connues. On y retrouve la lavande (*Lavandula*), l'origan (*Origanum*), le thym (*Thymus*), la sarriette (*Satureja*), le basilic (*Basilicum*), la sauge (*Salvia*), le romarin (*Rosmarinus*), la menthe (*Mentha*), la mélisse (*Melissa*), le calament (*Calamintha*)... D'autres plantes sont moins connues mais tout aussi intéressantes, comme l'origan d'Espagne (*Corydothymus capitatus*) ou la monarde (*Monarda*)...

D'autres familles sont très utiles en aromathérapie: les **Bétulacées** avec le bouleau (*Betula*), les **Cistacées** avec les cistes (*Cistus*), les **Cupressacées** représentées par les cyprès (*Cupressus*), les **Éricacées** avec la gaulthérie (*Gaultheria*), les **Géraniacées** avec les géraniums (*Pelargonium*)...

Où les plantes cachent-elles leur huile?

Si toutes les plantes ne produisent pas d'huile essentielle, on imagine bien que celles qui sont odorantes en contiennent. Souvent, des familles de plantes sont, en quelque sorte, spécialisées dans la fabrication de tel ou tel principe actif. À l'origine de ces savantes et multiples synthèses naturelles, il y a les mêmes pièces (comme celles que l'on peut trouver dans un jeu de Lego®)et voies de construction dont la mise en œuvre est activée par la lumière et le soleil (qui donnent l'énergie pour la construction). Puis chaque famille végétale

les assemble à sa façon, ce qui donne des structures, des arômes et des propriétés bien différents !
Il est important de savoir où chaque plante « range » son huile essentielle sous peine de ne pas trouver ce qu'on cherche ! Pour simplifier, on peut dire que l'huile essentielle va être produite et stockée (dans les poches, poils ou canaux) selon des modes propres à chaque famille.
L'huile essentielle peut facilement être repérée dans les végétaux. Nous avons tous remarqué les poils présents sur des feuilles de menthe, par exemple ; eh bien, c'est en se brisant qu'ils libèrent l'essence. En pressant l'enveloppe d'une mandarine, on fait sauter le bouchon de cire qui ferme la poche contenant l'essence. En traversant l'immense forêt des Landes, on peut encore voir les longues cicatrices des entailles faites sur les troncs de pins pour en recueillir l'(oléo)résine ! Mais d'autres parfums se dégagent du même pin : c'est l'odeur des aiguilles et des feuilles de pin, beaucoup plus aérienne, légère, qui embaume la forêt.
Chez certaines plantes, les organes contenant des essences peuvent être multiples. Ainsi, la coriandre possède des essences différentes selon qu'on les prenne dans la graine ou dans la feuille, la cannelle fabrique et stocke une essence qui sent le girofle (eugénol) dans ses feuilles et une autre dont le parfum est celui, typique, de la plante (aldéhyde cinnamique) dans son écorce.

Rappel :

On retrouve les essences dans :

- Les feuilles (eucalyptus citronné, menthe, laurier, verveine…),
- Les fleurs (jasmin, néroli, lavande, rose…),
- Les écorces (cannelle, bouleau…),
- Les plantes fleuries (géranium bourbon, lavande…),
- Les baies (genévrier, poivre…),
- Les zestes (citron, orange, bergamote…),
- Les rhizomes (gingembre, curcuma…),
- Le bois (cèdre de l'Atlas, santal…),
- Les aiguilles et les pommes de pin (pin sylvestre, sapin…),
- Les noix (muscade…),
- Les résines (encens…).

Comment les molécules aromatiques se forment-elles ?

L'assemblage des molécules si variées qui constitue la diversité des huiles essentielles emprunte deux voies biochimiques. Pour schématiser, on peut comparer cet assemblage à un jeu de Lego® où, à partir de pièces identiques et simples, on peut construire avec génie un ensemble quasi infini de structures pour faire fonctionner l'usine cellulaire végétale. Le soleil, la lumière et l'eau sont les activateurs indispensables du système entretenu par un grand nombre de « petites mains » qui sont des minéraux catalyseurs et vitamines, coacteurs indispensables à ces réalisations végétales.

Ainsi, dans différentes parties des plantes se façonnent et sont stockées des substances, comme les essences, huiles essentielles, qui sont, tour à tour, pour les plantes, des signaux destinés à attirer les insectes pollinisateurs, pour se protéger contre les prédateurs, se défendre contre des maladies infectieuses, assurer leur équilibre thermique et mille autres choses…

L'homme n'a donc plus qu'à se servir, à condition d'apprendre à le faire, à moins qu'il ne décide de tenter une copie, qui dans la plupart des cas ne sera que partielle. En effet, la structure complexe d'une huile essentielle assemble souvent plus de 100 composantes. En revanche, une huile essentielle reconstituée, c'est-à-dire recomposée en laboratoire, ne contient qu'un nombre très restreint de ses très nombreux composants, au maximum une dizaine, ceux considérés par le chimiste comme les plus importants quantitativement. Cependant, cette logique oublie que certains actifs, même très peu concentrés, présentent un intérêt majeur. Ainsi en est-il de la ligustilide, une molécule présente à moins de 1 % dans l'huile essentielle de livèche, qui en est pourtant l'acteur principal, supportant les propriétés drainantes de cette Apiacée.

Quelle différence y a-t-il entre huiles essentielles et huiles végétales ?

Les huiles que vous utilisez pour assaisonner vos salades n'ont rien à voir avec les huiles essentielles. Aucune confusion ne peut exister à ce sujet. Pour ceux qui auraient des doutes, précisons que, contrairement aux huiles végétales :

- Les huiles essentielles ne contiennent pas d'acides gras,
- Les huiles essentielles ne rancissent pas et sont donc bien plus stables. Cependant, lorsqu'elles sont mal conservées, elles peuvent s'oxyder et voir leurs propriétés se modifier (voir le paragraphe sur la conservation des huiles essentielles, p. 32),
- Les huiles essentielles ne s'utilisent pas dans les mêmes quantités que les huiles végétales : les huiles essentielles, qui sont bien plus concentrées et puissantes, sont dosées à la goutte ou fraction de goutte alors que les huiles végétales s'emploient, elles, par cuillerée à café ou à soupe,
- Les huiles essentielles s'évaporent à l'air ambiant et possèdent des parfums prononcés et caractéristiques. Si, par hasard, après quelques heures, une huile dite

essentielle laissait une trace ou une auréole grasse sur un papier ou un tissu, cela voudrait dire qu'elle a été allongée d'une huile végétale (dite huile fixe), ce qui constitue d'ailleurs une fraude si ce n'est pas mentionné dans la composition.

CHOISIR UNE HUILE ESSENTIELLE

•

Choisir l'huile essentielle qui combat au mieux une affection n'est pas si simple… La nature est en effet généreuse, mais s'exprime en assemblages complexes et variables en fonction de mille paramètres ! En effet, on ne peut jamais compter sur deux plantes aux caractéristiques identiques, ayant le même parfum et les mêmes vertus thérapeutiques. Beaucoup de critères rentrent en jeu, qui vont influencer et déterminer la vie d'une plante, et par conséquent les réactions de cette jolie usine naturelle, dont la composition de son huile essentielle. Pour la déterminer, il faut prendre en compte le sol sur lequel la plante pourra pousser, le climat, l'altitude, le type de culture – biologique ou non –, le moment de la récolte, l'exposition au soleil, la méthode et les conditions d'extraction, la conservation…

Les huiles essentielles dans le commerce

Évidemment, les huiles essentielles peuvent rentrer dans la composition d'un mélange, d'une préparation. Cependant, lorsque vous choisissez des huiles essentielles unitaires, elles doivent être :

- 100 % naturelles (c'est-à-dire à 100 % fabriquées par le végétal qui aura été distillé sans autres manipulations) ;
- 100 % pures (pas d'ajouts ou de mélanges avec d'autres produits) ;
- 100 % totales ou complètes (la distillation doit se faire selon les règles !).

Lorsque l'on achète une huile essentielle, la vigilance s'impose. Malheureusement, on peut trouver sur le marché des huiles essentielles qui ne répondent pas aux critères de qualité. Les huiles essentielles sont parfois mélangées à d'autres lots de qualité douteuse ou inférieure. Elles peuvent aussi être mélangées à des produits de synthèse ou non, pour les « enrichir ». Si l'on souhaite qu'une huile essentielle soit efficace et que son action corresponde à nos attentes, il faut impérativement qu'elle soit de qualité. Dans le doute, préférez les huiles essentielles biologiques ou celles de laboratoires de renom qui sont tenus de suivre un cahier des charges très strict et de garantir l'absence de résidus de pesticides, d'engrais chimiques et de toute manipulation frauduleuse. Une huile essentielle bio se reconnaît grâce au logo AB (ou un autre logo autorisé, par exemple Ecocert) estampillé sur le flacon. Le contenant

doit être en verre coloré et foncé, car les huiles essentielles craignent la lumière.
Le prix n'est pas un critère absolu de qualité, mais il peut toutefois être un indicateur. Les huiles essentielles peuvent atteindre un prix élevé à cause de la grande quantité de matière première nécessaire pour les produire et/ou du rendement souvent peu élevé de la distillation. Évitez les huiles essentielles dont le prix est beaucoup plus bas que la plupart des prix pratiqués pour la même huile. Pour vous donner une petite idée, il faut environ 100 kilos d'écorce de citron pour obtenir 1 litre d'huile essentielle de citron, environ 5 kilos de clous de girofle pour 1 litre d'huile essentielle de girofle, entre 10 à 20 kilos de feuilles de menthe pour 1 litre d'huile essentielle de menthe…

Sur les étiquettes des flacons

Sur chaque flacon d'huile essentielle doivent figurer :

- Le nom commun de la plante – par exemple : lavande vraie ou lavande fine, thym vulgaire, eucalyptus radié… ;
- Le nom botanique, qui doit être écrit en latin pour permettre d'identifier la plante dans le monde entier – par exemple : *Lavandula augustifolia*, *Thymus vulgaris*, *Eucalyptus radiata*… ;

- La partie de la plante utilisée pour obtenir l'huile essentielle – par exemple : herbe fleurie, résine, bois, feuilles, zeste… ;
- Le principe actif principal que l'on appelle le « chémotype » – par exemple : linalol, limonène, eugénol… ;
- La provenance ou l'origine – par exemple : Maroc, Corse, Australie… ;
- Le numéro du lot – par exemple : 0903001622… ;
- La mention HECT (Huile Essentielle Chémo-Typée) ou la mention HEBBD (Huile Essentielle Botaniquement et Biochimiquement Définie), qui garantit l'identification biochimique et la qualité du produit. D'autres labels sérieux existent.

Ne rentrent pas dans la catégorie des huiles essentielles tous les produits qui se nomment : *huile aromatique*, *huile aromatique pour massages*, *huile naturelle*, *huile absolue*, *huile 100 % naturelle* ou autre. De plus, seules les huiles essentielles d'agrumes peuvent être appelées « essences ». Par conséquent, l'« essence de rose » ne correspond pas à l'huile essentielle de rose.

Testez toujours les huiles essentielles avant de les utiliser sur la peau

Très puissantes, les huiles essentielles peuvent provoquer des allergies. Avant toute utilisation, il est impératif de les tester au niveau cutané. Le test est très simple et vous permettra de savoir si vous supportez bien l'huile essentielle en vous évitant ainsi toute réaction désagréable.

Pour que le test soit valable, faites-le avec une seule huile essentielle à la fois.

Comment faire ?

Frottez légèrement une goutte d'huile essentielle pure au creux de votre poignet.

Si, après 24 heures, vous n'avez aucune réaction sur la peau, recommencez l'opération. Si cela ne provoque toujours pas de manifestation cutanée, vous pouvez *a priori* utiliser cette huile essentielle sans crainte d'intolérance – mais tout en respectant les indications d'emploi ! En revanche, si une rougeur, « ampoule » ou tout autre manifestation cutanée apparaissait, vous devriez vous abstenir de tout usage de cette huile essentielle sur la peau car vous y êtes probablement allergique. Nettoyez simplement votre peau et appliquez une crème adoucissante.

⚠ Au moindre doute, et même après un usage prolongé, la moindre réaction cutanée pouvant être un signal d'allergie, interrompez l'application de l'huile essentielle et consultez un expert.

Comment conserver les huiles essentielles ?

Afin qu'elles gardent leurs propriétés le plus longtemps possible, il est indispensable de bien conserver les huiles essentielles. Tout d'abord, les flacons doivent être en verre teinté, car elles craignent la lumière. Il faut bien fermer les bouchons et bien les abriter dans un lieu sec et frais, pour les protéger de l'air, de la chaleur et des écarts de température.

UN PEU DE CHIMIE DANS LES HUILES ESSENTIELLES

•

Il faut imaginer que tous les composés chimiques des huiles essentielles sont comme des pièces d'un jeu de construction qui s'organisent très simplement. L'assemblage de ces pièces donne naissance à des structures sur lesquelles agissent l'oxygène et d'autres facteurs. Selon le lieu, le climat et l'évolution, l'adaptation du végétal, il est possible que la plante réalise des assemblages chimiques différents, que l'on appelle des chémotypes, ou types chimiques. Ce sont eux qui vont déterminer l'action réelle de l'huile essentielle, bien plus que le nom de la plante. Dans l'usage courant, vous trouverez le mot « chémotype » abrégé en CT.

Prenons par exemple le thym. Dans la plaine provençale, la plante sera un thym à CT thymol (la molécule qui donne le parfum caractéristique du thym) tandis qu'en montant en altitude et sur des terrains plus calcaires, on retrouve du thym à CT carvacrol. Ce dernier possède un goût plus acre et une saveur plus brûlante. Même si les caractéristiques thérapeutiques des deux variétés chimiques sont assez semblables, le second est bien plus toxique et caustique que le premier. Si l'on continue à monter en altitude, le thym assemblera les pièces du jeu de construction différemment pour donner naissance à d'autres actifs. On peut ainsi trouver des thyms à CT linalol, un alcool moins agressif et tout aussi puissant que le thymol, le thym à CT paracymène, aux propriétés antalgiques, mais qui ne contient plus de thymol et n'a donc plus du tout la même odeur ni les mêmes propriétés que le thym de la plaine. Plus haut, le thym continuant sa conquête de l'espace et s'adaptant à un environnement plus difficile, va produire du thuyanol-4 (qu'on ne trouvera pas en plaine !), donnant à la plante des propriétés spécifiques et encore différentes. Des études ont montré que lorsqu'on transplante dans la plaine du thym à thuyanol-4 ramassé en altitude, il recommence, à terme, à produire du thymol. Rien n'est simple, car tous ces thyms ne présentent aucune différence physique, même aux yeux du botaniste expert !

Il faut savoir que ce qu'on appelle le chémotype ne définit pas forcément la composante majoritaire d'une huile essentielle. Par exemple, dans le thym à linalol, ce dernier ne représente que 30 %, mais ici, il va singulariser ce thym par rapport aux autres thyms qui produisent plus habituellement du thymol ou du carvacrol ! Dans le romarin à verbénone, celle-ci représente 5 ou 6 % seulement de l'huile essentielle mais porte les propriétés mucolytiques de ce type d'huile que n'aura pas le romarin à camphre ou à 1,8 cinéole.

La base
Les monoterpènes

Les monoterpènes constituent la famille chimique de base (constitués de dix carbones) et sont très nombreux dans les huiles essentielles. Leurs odeurs sont très volatiles et caractéristiques. On retrouve dans cette famille :

- Le pinène, qui « sent » le pin et est présent dans l'huile essentielle de pin sylvestre ;
- Le limonène, qui « sent » le citron et se trouve dans les huiles essentielles de citron, de pamplemousse et d'orange.
- On les retrouve également dans les huiles essentielles de cyprès, de genévrier commun…

Ces monoterpènes sont essentiellement des **antiseptiques aériens** (ce sont les parfums que l'on respire lors de balades en forêt), **des stimulants cortico-surrénaliens** (ils participent au tonus que l'on peut ressentir à la fin de la balade) et ont une **action antalgique**.

Ils s'emploient essentiellement **par voie aérienne** pour **décongestionner toute la sphère** des **sinus et ORL**. Ils peuvent également être utilisés **par voie cutanée**, après avoir été dûment dilués dans une huile végétale, mais il faut savoir qu'ils sont **à la longue dermocaustiques**.

Moyen pour les reconnaître: les noms qui les désignent se terminent par –ÈNE.

Les sesquiterpènes

Les sesquiterpènes sont des structures chimiques constituées de quinze carbones. Ils se retrouvent dans un grand nombre d'huiles essentielles. Parmi les principaux, on peut citer par exemple:

- Le caryophyllène des huiles essentielles d'hélichryse, d'hysope – huile essentielle interdite à la vente –, d'origan, de géranium…;
- Le zingibérène de l'huile essentielle de gingembre;
- Le patchoulène des huiles essentielles de valériane et de patchouli;
- Le curcumène de l'huile essentielle de curcuma.

La plupart des sesquiterpènes sont **calmants, anti-inflammatoires,** et certains sont également **hypotenseurs**.

Moyen pour les reconnaître: les noms qui les désignent se terminent par –ÈNE (on peut ainsi reconnaître la grande famille des terpènes mais du point de vue étymologique, il est impossible de faire la différence entre monoterpènes et sesquiterpènes).

Les constructions sur la base

En général, on peut dire que les sesquiterpènes tout comme les monoterpènes accompagnent les autres composantes des huiles essentielles, qui souvent se sont servies de leur structure de base pour greffer d'autres fonctions chimiques (des alcools, des cétones, des aldéhydes…). Ces fonctions chimiques donnent naissance à des classes thérapeutiques différentes. En voici quelques notions, sans toutefois rentrer dans les détails biosynthétiques qui demanderaient un ouvrage très spécialisé.

Les phénols

Les phénols se forment par oxydation (le végétal ajoute un OH, c'est-à-dire une fonction obtenue par le lien partiel de l'oxygène à l'hydogène, à la structure de base de monoterpènes). On retrouve spécialement: le thymol que l'on peut avoir dans certains thyms; le carvacrol de la sarriette, de certains origans ou de certains thyms ; l'eugénol du clou de girofle ou de la feuille du cannelier de Ceylan. Les phénols sont des molécules chimiquement très actives et doivent être utilisés avec beaucoup de précaution. Leur **action anti-infectieuse** est majeure : il s'agit de **puissants bactéricides, virucides, antiparasitaires, fongicides**. Ils sont également **immunostimulants**.

Les huiles essentielles à phénols **ne s'emploient jamais sur de longues périodes ni en grandes quantités**. Elles seraient alors dermocaustiques, hépatotoxiques, hypertensives et hyperthermisantes.

Elles s'utilisent surtout par voie orale, de préférence avec l'avis d'un expert.

⚠ Précaution : certaines huiles essentielles à carvacrols (le plus toxique de tous les phénols) se trouvent très facilement dans le commerce, comme c'est le cas d'*Origanum compactum*, l'huile essentielle d'origan ou de *Satureja hortensis*, l'huile essentielle de sarriette. Leur utilisation mérite cependant toujours l'avis d'un expert.

Moyen pour les reconnaître : les noms qui les désignent se terminent par –OL comme les alcools (il faut donc retenir leurs noms !).

Les alcools monoterpéniques

Les alcools monoterpéniques se forment un peu comme les phénols par oxydation (le végétal ajoute un OH à la structure de base de monoterpènes). Les grands représentants de la famille sont le linalol de la lavande, de la coriandre (graines), du basilic…, le géraniol du géranium, le terpinéol du pin, du sapin…, le nérol du néroli (les fleurs d'oranger), le menthol de la menthe, etc.

Les huiles essentielles à alcools monoterpéniques sont très intéressantes du point de vue thérapeutique. Elles sont principalement **virucides**, **fongicides**, **bactéricides**, **immunostimulantes** et **régulatrices du système nerveux**.

Concrètement, les qualités des alcools monoterpéniques sont très semblables à celles des phénols sans présenter les inconvénients de ces derniers.

Les huiles essentielles à alcools monoterpéniques peuvent s'utiliser – sauf allergie spécifique – par voie orale, par application cutanée (diluées) ou par voie aérienne.

Moyen pour les reconnaître : les noms qui les désignent se terminent par –OL.

Les cétones

Les cétones correspondent à un degré chimique d'oxydation supérieur. On trouve par exemple parmi eux :

- La menthone et la pulégone de certaines menthes ;
- La carvone de l'huile essentielle de carvi ;
- La verbénone de l'huile essentielle de romarin ;
- La thuyone des huiles essentielles de thuya, d'hysope, de tanaisie, d'armoise, de sauge officinale…

Les huiles essentielles à cétones sont essentiellement **mucolytiques**, favorisant la fluidification du mucus bronchique, et **lipolytiques**, favorisant la dissolution des graisses, mais elles peuvent également **faire baisser le LDL** (le mauvais cholestérol) et **faire augmenter le HDL** (le bon cholestérol). Malheureusement, ces huiles essentielles sont

d'usage difficile et dangereux (à utiliser avec l'avis d'un expert), car elles peuvent être neurotoxiques (pouvant mener au coma) et abortives, à l'exception du romarin à verbénone.

Ces huiles essentielles peuvent s'employer sur la peau (diluées) et par voie aérienne.

Moyen pour les reconnaître : les noms qui les désignent se terminent par –ONE.

Les oxydes

Les oxydes sont surtout connus par un représentant de la famille :

- Le 1,8 cinéole ou eucalyptole, que l'on retrouve dans de très nombreuses huiles essentielles, comme le laurier noble, le niaouli, l'eucalyptus radié, l'eucalyptus globulus, le ravintsara…

Dans la même famille chimique, il existe d'autres oxydes monoterpéniques dans l'huile essentielle de rose, dans l'huile essentielle de poivre ou dans la sauge sclarée (oxyde de scléréol qui possède des propriétés hormonomimétiques, c'est-à-dire qui miment les propriétés hormonales sans en avoir les inconvénients d'autres actifs comme ceux de la sauge officinale qui sont œstrogéniques).

Les huiles essentielles à oxydes peuvent essentiellement résoudre la congestion pulmonaire et ORL. Elles sont donc **décongestionnantes, mucolytiques et expectorantes.** Ces huiles sont à manier avec précaution. Le 1,8 cinéole ou eucalyptole est formellement déconseillé aux enfants de moins de 6 ans, aux femmes enceintes et qui allaitent. Les autres oxydes peuvent être allergisants.

Ces huiles essentielles peuvent s'utiliser sur la peau (diluées), par voie orale et par voie aérienne.

Moyen pour les reconnaître : les noms qui les désignent sont OXYDE DE…

Les éthers

Les éthers se forment à partir des alcools. Dans cette famille, on retrouve par exemple :

- Le méthyl thymol de l'huile essentielle de thym ;

- Le méthyl chavicol des huiles essentielles de basilic et d'estragon ;
- Le méthyl carvacrol des huiles essentielles de sarriette ou d'origan…

Les huiles essentielles à éthers sont essentiellement des **antispasmodiques, des équilibrants nerveux et sédatifs.** Cependant, lorsqu'elles sont utilisées sur des longues périodes ou à hautes doses, elles deviennent hépatotoxiques et néphrotoxiques.

Ces huiles essentielles peuvent s'utiliser sur la peau (diluées), par voie orale et par voie aérienne (moins fréquent).

Moyen pour les reconnaître : malheureusement, il n'y a pas de critère nominatif.

Les aldéhydes

Les aldéhydes représentent un stade d'évolution d'un alcool. Ce sont par exemple :

- Le citral de l'huile essentielle de citron ;

- Le géranial des huiles essentielles de géranium, de verveine ou de rose ;
- Le néral de l'huile essentielle de néroli ;
- Le citronellal des huiles essentielles de citronnelle, d'eucalyptus citronné…

Les huiles essentielles à aldéhydes sont d'excellents **anti-inflammatoires** et **régulateurs du système nerveux** (par exemple, le néral de l'huile essentielle de néroli est une molécule provoquant la détente).

Ces huiles essentielles peuvent s'utiliser sur la peau (diluées, mais attention à la cannelle !), par voie orale et par voie aérienne.

⚠ Il existe une exception notable : l'aldéhyde cinnamique que l'on retrouve dans l'huile essentielle de cannelle (écorce) est redoutablement dermocaustique. Elle ne doit pas être appliquée sur la peau et les muqueuses. Son emploi est strictement réservé à l'usage des spécialistes. En général, sa forme d'utilisation devrait se limiter à la gélule dûment dosée et de préférence entérique, c'est-à-dire qui ne s'ouvre pas dans l'estomac mais dans l'intestin.

Moyen pour les reconnaître : les noms qui les désignent se terminent en –AL.

Les acides

Les acides sont peu nombreux car ils ne sont pas solubles dans les huiles mais seulement dans l'eau. À la distillation, ils passent surtout dans l'hydrolat, mais il peut y en avoir des traces dans les huiles essentielles. Leur présence est tout de même importante puisqu'elle permet d'aboutir à une autre famille biochimique, les esters.

Les esters

Les esters se forment par combinaison des acides et des alcools. Dans leur dénomination, le suffixe –ATE qualifie l'acide qui rentre dans la combinaison et le suffixe –YLE l'alcool de la réaction. Par exemple, l'acide acétique + le linalol donnent naissance à l'acét**ate** de lynal**yle** (l'ester le plus fréquemment rencontré), ou encore l'acide salicylique + le métanole donne le salicyl**ate** de méth**yle**…

Les huiles essentielles à esters sont surtout des **antispasmodiques, anti-inflammatoires et des équilibrants nerveux**. Leurs fonctions sont assez semblables à celles des éthers, cependant leurs effets sont beaucoup plus équilibrés et moins agressifs. Ce sont par exemple :

- L'acétate de linalyle dans les huiles essentielles de lavande ;
- L'acétate de menthyle dans les huiles essentielles de menthe ;
- Le salicylate de méthyle (le plus anti-inflammatoire des esters) dans les huiles essentielles de gaulthérie et de reine-des-prés.

Cependant, les huiles essentielles contenant des salicylates ne conviennent pas aux personnes qui suivent un traitement anticoagulant ni à celles qui sont allergiques à l'aspirine.

Ces huiles essentielles peuvent s'utiliser sur la peau (diluées), par voie orale et par voie aérienne.

Moyen pour les reconnaître : les noms qui les désignent se terminent par –ATE de –YLE.

COMMENT UTILISER LES HUILES ESSENTIELLES ?

•

Notre organisme peut absorber les huiles essentielles à travers trois voies : la voie cutanée, la voie olfactive et la voie interne.

L'utilisation par voie cutanée

Une fois appliquées sur la peau, les huiles essentielles ne restent pas en surface. Comme elles sont lipophiles, elles peuvent traverser les couches de la peau et pénétrer à l'intérieur de notre organisme. Elles sont alors récupérées par la microcirculation et suivent la circulation sanguine pour être distribuées dans tout le corps. Quelques minutes après l'application, on peut trouver des molécules venant des huiles essentielles dans le sang et dans les urines ! Cependant, la prudence dans l'utilisation des huiles essentielles par voie cutanée s'impose, car les gouttes ne s'appliquent pratiquement jamais pures ! Il faut au préalable les diluer dans une huile végétale de base, huile d'amande douce, de jojoba, d'argan, de germe de blé, d'olive, d'onagre…

En général, on fait des mélanges avec 5 % d'huile essentielle et 95 % d'huile végétale.

Côté pratique, vous pouvez diluer environ 15 gouttes d'huile essentielle dans une cuillerée à soupe d'huile de base. Pour les enfants de plus de 6 ans (l'utilisation des huiles essentielles pour les enfants d'un âge inférieur ne peut se faire que sous contrôle d'un expert), les quantités doivent être modifiées et contenir au maximum 2 % d'huile essentielle et 98 % d'huile de base.

Certaines huiles essentielles sont particulièrement agressives pour la peau (on dit qu'elles sont dermocaustiques) et doivent être impérativement et abondamment diluées avant d'être appliquées sur la peau. C'est le cas des huiles essentielles à phénols (le thym à carvacrol et à thymol, la sarriette, les origans), la cannelle (l'huile essentielle de l'écorce et des feuilles), le girofle (l'huile essentielle des feuilles et des clous). Les huiles essentielles de moutarde, de sabine, de croton sont vésicantes, c'est-à-dire qu'elles provoquent d'abord une brûlure, puis une ampoule et enfin une nécrose si l'application est répétée.

D'autres peuvent être photosensibilisantes, comme beaucoup d'huiles essentielles d'agrumes (citron, bergamote, orange amère, pamplemousse…), d'Apiacées comme l'angélique (et bien d'autres de la même famille).

Conseil : La peau de la plante des pieds est très fine et vascularisée. C'est une voie privilégiée lorsque l'on souhaite faire passer les huiles essentielles à travers la peau. Par exemple, si vous voulez faciliter votre circulation sanguine, vous pouvez masser la plante de vos pieds avec de l'huile essentielle de cyprès dûment diluée. Attention à ne pas marcher les pieds huilés, car vous risquez fortement de glisser !

Le bain

Les huiles essentielles peuvent être ajoutées dans l'eau du bain pour bénéficier de leurs propriétés thérapeutiques. Cependant l'huile ne peut pas se mélanger à l'eau sans l'aide d'un diluant. Même si les solutions que l'on peut trouver chez soi, comme le gel de douche, le shampoing neutre, ne sont pas idéales car elles ne permettent pas de disperser correctement les huiles essentielles dans l'eau, elles restent pratiques lorsque l'on souhaite prendre les huiles en bain.

On trouve différents excipients dans le commerce, comme le Disper, le Solubol, le Labrafil (dérivé d'huile de noyaux d'abricot et buvable), ce dernier est très intéressant parce qu'il permet de réaliser une pseudo-solution qui reste stable.

Il faut toujours mélanger les gouttes d'huile essentielle avec le dispersant avant de les mettre dans l'eau du bain : mélangez les ingrédients – prévoyez de mettre une vingtaine de gouttes de l'huile essentielle choisie – dans un récipient et versez dans l'eau chaude, mais pas brûlante. Remuez l'eau pendant quelques secondes et détendez-vous pendant 20 minutes au maximum.

Tonique ou relaxant ?

- Pour avoir un bain relaxant, apaisant et calmant, utilisez plutôt les huiles essentielles de lavande ou de petit grain de mandarinier. Ce bain est à prendre de préférence le soir.
- Si vous recherchez l'effet stimulant et tonique, visez les huiles essentielles de pin sylvestre ou de romarin à verbénone. Ce bain est à prendre de préférence le matin.
- Si vous préférez obtenir un effet drainant, après par exemple un week-end sportif, une compétition, une longue balade…, prenez un bain avec de l'huile essentielle de lentisque.
- Un bain destiné à stimuler la circulation peut se faire avec une huile essentielle de cyprès dûment diluée.

Au lieu de mettre directement l'huile dans l'eau du bain, vous pouvez diluer la même huile essentielle dans de l'huile végétale, l'appliquer sur la peau en massage pour stimuler la circulation et rentrer ensuite dans l'eau chaude du bain. Les huiles essentielles se disperseront alors dans l'eau et continueront à agir. Ceci est valable pour tous les bains, à condition que la tolérance cutanée soit possible (voir chaque huile essentielle).

La douche

Les huiles essentielles peuvent également s'utiliser sous la douche. Il suffit de préparer un gel de douche avec l'huile essentielle choisie. Diluez 20 gouttes d'huile essentielle dans 100 millilitres de gel, mélangez et utilisez.

Les compresses

Pour faire une compresse, il faut utiliser un linge sur lequel on met le produit actif. Mélangez l'huile essentielle avec une huile végétale, imbibez les tissus (en coton, en lin, de la gaze) et appliquez-le directement sur la partie du corps concernée. Laissez agir une vingtaine de minutes, nettoyez et recommencez si besoin.

Les cataplasmes

Les cataplasmes sont des préparations qui requièrent une base, comme l'argile, la farine de lin, des pulpes de fruits, des feuilles de végétaux… Les cataplasmes aux huiles essentielles se font plus particulièrement sur la base d'argile. Préparez une pâte homogène avec de l'argile et de l'eau, ajoutez les huiles essentielles et mélangez soigneusement. Étalez la préparation sur la partie du corps concernée.

Quelques exemples de cataplasmes :

- Masque au tea tree pour une peau acnéique (à faire une fois par semaine). Versez 3 gouttes d'huile essentielle de tea tree dans la quantité de pâte argileuse nécessaire pour le masque.
- Pour faire un cataplasme anti-inflammatoire, ajoutez à la pâte d'argile une quinzaine de gouttes d'huile essentielle de gaulthérie et/ou de pin sylvestre.
- Un cataplasme à base d'algue peut être utile pour favoriser l'élimination de la cellulite. Prenez des algues (fucus) fraîches rincées à l'eau ou sèches que vous aurez réhydratées, jetez-les dans de l'eau bouillante pendant 3 minutes. Mixez-les, laissez tiédir et ajoutez 5 à 10 gouttes (cela dépend de la quantité d'algues utilisée) d'huile essentielle de lentisque par exemple.

Mélangez et appliquez pendant une vingtaine de minutes. Rincez ou prenez un bain.

L'utilisation par voie respiratoire

Lorsqu'elles sont diffusées dans l'air, les molécules volatiles des huiles essentielles pénètrent à l'intérieur du corps à travers les narines. Les échanges gazeux se font ensuite au niveau des poumons et permettent aux huiles essentielles de passer dans le sang.

Les composantes des huiles essentielles n'ont pas toutes la même volatilité ni la même facilité à être absorbées par voie aérienne. Les terpènes (comme le pinène et le limonène) contenus par exemple dans le pin, les conifères et les agrumes sont très volatils et on en ressent facilement les bienfaits.

Pour diffuser les huiles essentielles dans l'air, il convient d'utiliser des diffuseurs électriques à pompe (évitez les diffuseurs chauffants pouvant dénaturer l'huile essentielle). Ils sont en vente dans le commerce, dans les magasins biologiques, dans les pharmacies et les magasins spécialisés dans le bien-être.

La diffusion permet d'assainir l'air ambiant ou de faire passer des actifs à visée thérapeutique. La durée de la diffusion ne doit pas dépasser les 15 minutes (cela dépend évidemment de la taille de la pièce), mais elle peut être répétée toutes les trois à quatre heures selon les besoins. Il est déconseillé de diffuser des huiles essentielles en présence d'enfants en bas âge, de personnes sensibles aux principes actifs, asthmatiques ou allergiques.

⚠ Ne laissez jamais votre diffuseur allumé pendant le sommeil. Diffusez plutôt les huiles essentielles un quart d'heure avant le moment d'aller au lit.

Conseil :

- Pour prévenir les maladies de l'hiver, diffusez régulièrement de l'huile essentielle d'eucalyptus, de myrte, de pin sylvestre ou de lentisque.
- Pour créer une ambiance détendue à la maison, diffusez le petit grain mandarinier ou la lavande.

Les inhalations

L'inhalation permet d'humidifier et de désinfecter les muqueuses tout en favorisant l'expectoration en cas d'infection dans la sphère ORL. Pour faire une inhalation avec des huiles essentielles, il suffit d'ajouter 3 à 5 gouttes d'huile essentielle à de l'eau très chaude que vous aurez versée dans un récipient ou dans un inhalateur. Penchez ensuite la tête au-dessus de la vapeur – pas trop près pour ne pas vous brûler –, couvrez-la d'une serviette (ce n'est pas nécessaire lorsqu'on utilise un inhalateur) et respirez. Les inhalations peuvent être répétées trois à quatre fois par jour selon les besoins.

Directement du flacon

En dépannage, vous pouvez respirer l'huile essentielle directement du flacon. Pour en profiter à fond, expirez profondément, puis inspirez profondément le nez près du flacon, restez en apnée quelques secondes et expirez à fond. Recommencez plusieurs fois.

L'utilisation par voie orale

Il ne faut jamais s'improviser thérapeute et toute automédication doit être encadrée. L'utilisation des huiles essentielles par voie orale doit toujours être respectueuse des dosages et des temps de prise. Certaines huiles essentielles sont de nature toxique (voir le chapitre sur les huiles toxiques, p. 60) et d'autres peuvent le devenir si elles sont mal dosées ou mal utilisées.

Les huiles essentielles peuvent aussi être dans la cuisine. À petites doses répétées, certaines huiles essentielles ont le pouvoir de soutenir l'organisme au jour le jour. C'est notamment le cas du romarin à verbénone que vous aurez ajouté à de l'huile d'olive pour assaisonner vos plats.

Les huiles essentielles, oui mais… les précautions d'usage

Les huiles essentielles doivent être manipulées avec grande précaution. En cas de doute, il est toujours préférable de consulter un expert pour être à l'aise dans leur utilisation. Lorsqu'on décide de les manipuler, il est indispensable de respecter des règles de base et les précautions qui suivent, car les imprudences commises ou les surdosages peuvent parfois avoir des conséquences plus ou moins graves.

- La prise orale des huiles essentielles doit toujours respecter les dosages indiqués.
- L'usage des huiles essentielles est formellement déconseillé aux femmes enceintes, aux femmes qui allaitent et aux enfants de moins de 6 ans, sauf avis d'un expert.
- Elles doivent impérativement être de très bonne qualité et biologiques (exemptes donc de pesticides). Pour pouvoir identifier formellement une huile essentielle et s'en servir de manière optimale, son chémotype doit toujours être précisément connu. Il en va de même pour l'origine et la partie de la plante distillée ou employée, car ceci peut avoir une influence

importante sur sa composition, et donc sur son action, voire provoquer des effets indésirables (voir « Un peu de chimie dans les huiles essentielles », p. 33).

- Il faut toujours tester les huiles essentielles avant toute utilisation par voie cutanée (voir p. 47).
- Comme pour les médicaments, il faut garder les huiles essentielles hors de la portée des enfants. Il vaut mieux que les flacons des huiles essentielles soient munis de bouchons sécurisés.
- Lorsqu'elles sont appliquées sur la peau, les huiles essentielles doivent toujours être diluées dans une huile végétale de base (huile d'olive, huile d'amande douce, huile de jojoba, huile d'onagre, huile d'avocat...) ou du Labrafil, sauf indication spécifique de la part d'un expert.
- Il ne faut pas s'exposer au soleil après avoir appliqué une huile essentielle sur la peau. Certaines sont photosensibles, en particulier celles extraites des agrumes et des Apiacées, et peuvent provoquer des taches sur la peau.
- Ne jamais mettre des huiles essentielles dans les yeux! Dans ce cas, rincez abondamment à l'eau tiède et faites des bains oculaires avec de l'eau bicarbonatée. Si besoin, consultez un médecin.
- Il est important de bien respecter les dosages indiqués.

- En cas d'allergie à une huile essentielle, il ne faut pas la diffuser dans l'atmosphère, mais plutôt l'appliquer sur la peau, l'ingérer ou l'utiliser d'une autre manière.
- En cas d'irritation ou de brûlure de la peau, cessez l'application du produit et nettoyez la partie avec une huile végétale (huile d'olive ou d'amande douce), lavez à l'eau savonnée (de préférence au savon d'Alep) et rincez.
- Il ne faut jamais injecter les huiles essentielles au risque de graves conséquences.
- Les flacons des huiles essentielles doivent toujours être bien refermés après l'utilisation et conservés à l'abri de la lumière et de la chaleur.

⚠ **Important !** En cas d'absorption involontaire d'huiles essentielles pures, contactez un médecin, appelez le centre antipoison (www.centres-antipoison.net) ou le SAMU (15).

Encore des précautions !

On ne le dira jamais assez, les petites gouttes des huiles essentielles doivent être maniées avec précaution. En effet, plusieurs huiles essentielles peuvent avoir des effets secondaires qu'il faut impérativement connaître et aucune n'est anodine.

Certaines huiles essentielles se révèlent **dermocaustiques**, c'est-à-dire qu'elles peuvent agresser la peau et les muqueuses jusqu'à la brûlure, voire l'ulcération. Parmi celles-ci, on retrouve les huiles essentielles:

- Appartenant à la famille des phénols, comme le thym à thymol, le thym à carvacrol, la sarriette, l'origan, le clou de girofle, qui, lui, contient de l'eugénol;
- Appartenant à la famille de l'aldéhyde cinnamique, comme la cannelle de Chine, la cannelle de Ceylan;
- Qui contiennent des dérivés soufrés, sulfides, comme l'ail ou l'oignon (mais qu'on utilise rarement à cause de leur odeur très marquée et tenace).

D'autres huiles essentielles sont **photosensibilisantes**, c'est-à-dire qu'elles provoquent des réactions cutanées à l'exposition au soleil. Cela peut aller de la rougeur très irritante jusqu'à l'apparition de cloques, brûlures et marques indélébiles sur la peau. Parmi celles-ci, on retrouve les huiles essentielles:

- Dérivées de citrus: les huiles essentielles d'orange, de citron, de bergamote, de mandarine;
- Les Apiacées (ex-Ombellifères, voir p. 18), comme les huiles essentielles d'angélique, de céleri…

Les huiles essentielles **neurotoxiques** peuvent provoquer une intoxication du système nerveux, d'une simple excitation jusqu'à l'épilepsie et au coma. Parmi celles-ci, on retrouve les huiles essentielles :

- De la famille des cétones, en particulier les thuyones, présentes dans les huiles essentielles de thuya, de sauge officinale, d'hysope, de tanaisie..., les carvones, comme celles de l'huile essentielle de carvi, ou encore les menthones et les pulégones de l'huile essentielle de menthe. Une exception : le romarin à verbénone peut cependant être utilisé même s'il contient cette cétone remarquablement active et parfaitement tolérée. Donc, mieux vaut se rappeler que les cétones sont strictement réservées à la prescription médicale, car quelques gouttes peuvent rapidement engendrer des conséquences très graves. En France, leur vente n'est pas autorisée sans ordonnance ;
- De la famille des oxydes, comme le 1,8 cinéole ou eucalyptol, que l'on retrouve dans les huiles essentielles d'eucalyptus globulus, d'eucalyptus radiata (mais pas dans l'eucalyptus citronné), de laurier noble, de tea tree, de ravintsara, de niaouli... L'eucalyptol est totalement déconseillé chez les enfants jusqu'à l'âge de 6 ans, chez la femme enceinte et chez celle qui

allaite. Il est neurotoxique pour les adultes à hautes doses et/ou utilisé de façon prolongée.

Certaines huiles s'avèrent également **hépatotoxiques.** En effet, utilisées à de hautes doses et/ou de façon prolongée dans le temps, elles peuvent altérer les fonctions du foie et mener à sa dégénérescence. Certaines molécules contenues dans les huiles essentielles, par exemple les phénols ou les éthers, vont saturer ou bloquer les capacités du foie à l'élimination (il faut savoir que le foie fait un travail d'épuration en éliminant les molécules toxiques sous forme soluble). Parmi ces huiles hépatotoxiques, on retrouve :

- La famille des phénols, comme les huiles essentielles de thym à thymol, de thym à carvacrol, de sarriette, d'origan, de clou de girofle ;
- La famille des éthers, en particulier avec le méthyl chavicol, que l'on retrouve dans les huiles essentielles de basilic tropical et d'estragon, la myristicine de l'huile essentielle de muscade, l'apiole de l'huile essentielle de persil (graine)… Cependant, l'usage classique des végétaux, condiments, épices ou aromates au quotidien ne pose pas ces problèmes.

Certaines huiles essentielles sont à utiliser sous très haute surveillance, allant jusqu'à provoquer le **cancer du foie** ou des **mutations génétiques** selon des expériences menées sur des rats de laboratoire. Ces effets sont causés par des substances naturellement synthétisées par le végétal, comme l'asarone (dans le rhizome et donc dans l'huile essentielle d'acore indien jusqu'à 95 %… mais absent dans la variété américaine), le safrole (dans l'huile essentielle de sassafras, qu'il faut proscrire, car elle a démontré une action cancérigène chez le rat, même si elle est encore employée aux États-Unis… Attention aux « exceptions » culturelles !), le méthyl chavicol. C'est pour cette raison que les huiles essentielles qui en contiennent doivent s'employer avec précaution ou sont interdites à la vente.

LES 18 HUILES ESSENTIELLES... ESSENTIELLES

•

Si on choisissait ensemble et logiquement 18 huiles essentielles pour avoir sous la main ce qui est essentiel? Après avoir évoqué la complexité de l'univers botanique et les nombreuses précautions à prendre dans l'usage des huiles essentielles, comment faire ce choix, sans danger, parmi tous ces petits flacons offerts à notre curiosité et nos envies? Leur intérêt est tel qu'il serait vraiment dommage de ne pas en profiter, par crainte ou à défaut d'un conseil avisé!

⚠ Nous rappelons au lecteur que la législation française attribue au seul docteur en médecine le droit de diagnostic et de traitement des maladies. Les éléments contenus dans ce livre s'inscrivent dans le respect des protocoles thérapeutiques médicaux prescrits par le médecin. En aucun cas, ils ne veulent les remplacer. Les auteurs et l'éditeur ne sauraient être tenus pour responsables des conséquences éventuelles d'une automédication maladroite ou d'une mauvaise compréhension des écrits.

Le recours aux huiles essentielles ne remplace jamais une consultation médicale ou la prise de médicaments! Elles sont toutes déconseillées aux femmes enceintes, à celles qui allaitent, aux enfants en bas âge et aux peaux sensibles (par voie cutanée) sans un avis médical. Il faut toujours éviter le contact avec les yeux. De même, on évitera l'exposition au soleil pendant plusieurs heures après l'utilisation d'huiles essentielles.

ARBRE À THÉ ou TEA TREE

Carte d'identité

Nom latin ou botanique: *Melaleuca alternifolia*
Famille: Myrtacées
Origine: Australie
Partie utilisée: feuilles
Composants chimiques: 30 % terpènes, 40 à 50 % alcools (terpinène-ol-4), 10 % oxydes (1,8 cinéole)

Indications principales: fièvres, grippe, affections de l'hiver, maux de gorge, mycoses de la peau et des ongles, poux, aphtes, abcès, maux de dents, herpès, acné, impétigo, furoncles, sinusite, candidose, boutons de fièvre, cystite, verrues, bronchite, fatigue…

Propriétés: antiviral, antibactérien, fongicide, anti-infectieux, stimule les défenses immunitaires, tonifiant, cicatrisant.

Le tea tree est un petit arbre qui pousse dans des zones inondables de l'Australie. On en compte plus de 200 variétés sur le continent. Ses feuilles sont lancéolées et ses fleurs blanches. L'écorce de l'arbre se détache en lambeaux, comme l'eucalyptus. Malgré son nom, le tea tree, « arbre à thé », n'est pas un théier. Il a été ainsi appelé par les marins du capitaine Cook qui, arrivés sur le continent en 1768, cherchaient un substitut au thé.

L'huile essentielle d'arbre à thé peut servir à un très grand nombre d'affections. Cette plante était déjà utilisée par les aborigènes, surtout en fumigation avec les feuilles broyées ou en infusion pour les gargarismes et les affections de la peau en compresses. Son odeur n'est pas parmi les plus agréables ! Pour cette raison, on peut l'appliquer sous la plante des pieds après l'avoir diluée dans une huile végétale de base. Il s'agit d'une huile essentielle bien tolérée par le plus grand nombre. Les propriétés de cette huile sont liées en majorité à des alcools (les terpénols) et des terpènes, des antiseptiques, surtout par voie aérienne (on retrouve le viridiflorène). Sa puissante action antibactérienne est dùe à la présence du terpinène-ol-4 et du viridiflorène. Le tea tree appartient à la même famille botanique que le niaouli et ils ont en commun le 1,8 cinéole, mais le tea tree en contient jusqu'à cinq à six fois moins, ce qui en permet un usage plus sûr.

Conseils pratiques pour le quotidien:

- Utilisez-la régulièrement en diffusion pour prévenir une grande quantité de maladies pendant la saison froide.
- Mettez 1 goutte, une fois par jour, sur la brosse à dents, pour désinfecter la bouche et prévenir les infections buccales.
- Le tea tree est particulièrement efficace pour les problèmes des ongles des pieds. Appliquez régulièrement quelques gouttes d'huile essentielle de tea tree sur les ongles. N'oubliez pas de nettoyer l'intérieur de vos chaussures avec un tissu imprégné de quelques gouttes pour éviter la recontamination.
- Appliquez-la sur les pieds, après l'avoir diluée, pour prévenir et combattre la formation des mycoses (surtout lorsqu'on porte souvent et longtemps des chaussures de sport!).
- En cas d'infection, l'huile essentielle de tea tree peut se prendre par voie orale. Mélangez 2 gouttes dans un peu de miel, à prendre trois à quatre fois par jour.
- Pour les problèmes de peau, diluez 10 gouttes dans 15 ml d'huile végétale et appliquez localement.

Mode d'utilisation possible: voie orale, application sur la peau (pure ou diluée), voie aérienne.

BASILIC CT LINALOL

Carte d'identité

Nom latin ou botanique : *Ocimum basilicum*
Famille : Lamiacées
Origine : Asie
Partie utilisée : feuilles et plante fleurie
Composants chimiques : 15 à 20 % terpènes, 50 % alcools, 10 % esters, 10 % méthyl éther

Indications : fatigue, surmenage intellectuel, manque de concentration, mauvaise digestion, anxiété, migraines, piqûres d'insectes, douleurs musculaires, crampes, règles douloureuses, ballonnements, aérophagies.

Propriétés : fluidifiant des mucus, régulateur des systèmes nerveux et digestif, antispasmodique, antiseptique bronchique et intestinal…

Le basilic, symbole du pouvoir royal !
En Grec, son nom signifie « royal » et le basilic pourrait en étonner plus d'un ! Les Chinois voyaient dans cette plante une sorte de médium végétal en mesure de les faire communiquer avec le monde des esprits. Au Congo, le

basilic est utilisé pour conjurer le mauvais sort; il protégerait également l'homme contre les mauvais esprits.

La plante est très largement répandue sur la planète, même si elle s'y exprime dans des langages aromatiques différents. Elle s'épanouit jusqu'à 50 centimètres, est charpentée, sur des tiges carrées, garnies de feuilles opposées ovales plutôt charnues, embaumant dès qu'on les effleure. Les fleurs blanches sont regroupées en épis verticillés terminaux, leurs fruits sont quatre petits akènes noirs brillants.

L'huile essentielle de basilic agit positivement sur le moral pendant les moments de mélancolie, de fatigue intellectuelle ou de dépression… Son action est également puissante sur le physique, car elle aide la digestion, combat les inflammations et les spasmes musculaires, digestifs, gynécologiques et bronchiques.

Conseils pratiques pour le quotidien:

- Utilisez-la avant et pendant les périodes de préparation des examens, pour stimuler la mémoire et la concentration. Respirez profondément directement au flacon!
- Conservez-la sur vous si vous traversez des moments prolongés de stress.

- Employez-la dans certaines préparations culinaires (1 goutte pour aromatiser l'huile d'olive par exemple). Elle va relever le goût de beaucoup de plats tout en aidant les fonctions digestives.
- Mettez-la (1 goutte suffit!) dans l'eau de votre appareil de cuisson à la vapeur. Cela donnera un parfum gourmand à vos volailles et poissons.
- Diluez-la dans un peu d'huile végétale et utilisez-la en massage sur l'estomac ou sous la plante des pieds en cas de digestion difficile.

Mode d'utilisation possible: voie orale, application sur la peau (diluée).

CISTE

Carte d'identité

Nom latin ou botanique: *Cistus ladaniferum*
Famille: Cistacées
Origine: bassin méditerranéen
Partie utilisée: rameaux feuillus
Composants chimiques: 50 % terpènes (dont jusqu'à la moitié de pinènes), 15 à 20 % alcools, 3 % aldéhydes, 5 à 10 % cétones et quelques substances très particulières

Indications: saignements (qui ne demandent pas l'intervention d'un médecin et qui ne sont pas liés à une pathologie), coupures, plaies, crevasses, fatigue, manque de tonus.

Propriétés: antibactérien, antiviral, anti-inflammatoire, tonique, puissant antihémorragique, cicatrisant, équilibrant du système nerveux.
Bel arbrisseau plus ou moins buissonnant, il se couvre, de mars à juillet, de grandes fleurs à pétales roses, comme froissés. Ses feuilles pétiolées sont collantes, gluantes. Il abonde en populations plus ou moins touffues dans les

zones sèches pierreuses et dans les maquis. On distille les rameaux feuillus pour obtenir une huile essentielle très aromatique, complexe, presque balsamique, plus ou moins riche en pinènes, en alcools, en aldéhydes, en cétones et en beaucoup d'autres substances. Ce large spectre d'actifs donne une huile essentielle très équilibrée et laisse présager des propriétés nombreuses, puissantes et particulières (c'est la seule huile essentielle antihémorragique). Son rendement est faible à la distillation.

Conseils pratiques pour le quotidien :

- Mettez 10 à 20 gouttes d'huile essentielle de ciste dans 100 g d'une crème pour le corps. Appliquez le matin pour avoir du tonus.
- En cas de saignement de nez, mettez quelques gouttes pures sur une mèche de gaze et introduisez-la directement dans la narine.
- En cas de saignement de la peau, mettez une à plusieurs gouttes (cela dépend de l'étendue de la zone) sur une gaze et appliquez sur la peau.
- Pour des affections des voies aériennes supérieures, diffusez de l'huile essentielle de ciste dans l'air.

Mode d'utilisation possible : voie orale, application sur la peau (diluée), voie aérienne.

CITRON

Carte d'identité

Nom latin ou botanique : *Citrus limonum*
Famille : Rutacées
Origine : bassin méditerranéen
Partie utilisée : zeste des fruits
Composants chimiques : 80 à 90 % terpènes

Indications : désinfection de l'air, problèmes digestifs, convalescence, fatigues physique et psychique, problèmes hépatiques et biliaires.

Propriétés : antiseptique aérien, tonifiant, anti-inflammatoire, fluidifiant sanguin, dépuratif, stimulant hépatique.

⚠ Il ne faut pas utiliser l'huile essentielle de citron sur la peau avant de s'exposer au soleil, cela peut provoquer des photosensibilisations aux conséquences graves.

Le citronnier est un arbuste qui mesure entre 5 et 10 mètres de haut cultivé dans les régions à climat de type méditerranéen, comme le bassin méditerranéen, la Californie ou l'Afrique australe. Il présente des feuilles vert foncé, de forme ovale, luisantes sur le dessus et des fleurs blanches odorantes. L'huile essentielle de citron est obtenue à partir du zeste du fruit. Diffusée dans l'air, cette huile aide à prévenir les infections des voies respiratoires. Son parfum agréable et léger en favorise l'association avec d'autres huiles essentielles à l'odeur moins facile, comme le tea tree ou le ravintsara. Elle désinfecte l'air ambiant et exerce une action stimulante sur le système digestif, en particulier sur le foie.

Attention à la confusion : si le citron est un citrus, tous les citrus ne sont pas des citrons. En effet, *Citrus limon* est le citron, mais *Citrus aurantium* est l'oranger amer, le *Citrus sinensis* est l'orange douce, le *Citrus paradisii* le pamplemousse, le *Citrus reticulata* la mandarine…

Conseils pratiques pour le quotidien :

- Diffusée dans l'air ambiant, elle sert à assainir l'atmosphère.
- Ajoutez quelques gouttes d'huile essentielle de citron à un shampoing neutre.

- En cuisine, 1 goutte (ou plusieurs) d'huile essentielle de citron peut aromatiser une crème, des biscuits, la pâte à crêpe ou un gâteau.
- 1 à 2 gouttes d'huile essentielle de citron sont les bienvenues sur un chiffon mouillé, pour le nettoyage des plans de travail de la cuisine.

Mode d'utilisation possible : voie orale, voie aérienne.

CORIANDRE

Carte d'identité

Nom latin ou botanique: *Coriandrum sativum*
Famille: Apiacées (ex-Ombellifères)
Origine: Chine, Asie Mineure, Europe centrale, Europe du Sud, Afrique du Nord, tout le continent américain
Partie utilisée: feuilles et graines
Composants chimiques: les graines contiennent une huile essentielle riche en alcools (environ 70 %), en particulier le linalol et le géraniol, des terpènes dont le limonène et des esters dont l'acétate de géranyle. Les feuilles contiennent une huile essentielle caractérisée par des aldéhydes (au moins 80 %).

Huile essentielle des graines de coriandre

Indications: troubles digestifs, ballonnements, éructations, gaz intestinaux, infections intestinales, fermentations intestinales, spasmes intestinaux.

Propriétés: antiseptique, antifongique, antibactérien, antispasmodique, stimulation des glandes salivaires, carminatif (empêche la formation des gaz et en favorise l'élimination).

Huile essentielle des feuilles de coriandre
Indications : inflammations cutanée et intestinale, bronchite, arthrite, douleurs articulaires, angoisse, stress, insomnie

Propriétés : surtout anti-inflammatoire, calmant, anxiolytique, aide à éliminer les métaux lourds (des études scientifiques sont en train de mettre en lumière cette propriété)

La coriandre est très répandue sur la planète, comme en témoignent ses différentes appellations. Cette petite plante est également connue sous le nom de persil chinois, persil arabe ou encore persil libanais. Ses feuilles ont l'aspect du persil plat. Elles sont très découpées et délivrent un parfum suave.

Les fleurs sont blanches et organisées en ombelles. Elles donnent des graines sphériques (appelées diakènes) de la taille moyenne d'un grain de poivre, qui sont une des parties de la plante distillée. Les graines acquièrent un parfum agréable en séchant, car, vertes, elles sentent « la punaise ».

L'huile essentielle des graines de coriandre est utilisée en Inde pour lutter contre la fièvre et la dysenterie et en Amérique contre les troubles et douleurs des règles. Des études récentes explorent les propriétés de la coriandre sur le colibacille et la salmonelle.

Conseils pratiques pour le quotidien :

- Pour les mycoses interdigitales et cutanées utilisez de l'huile essentielle de coriandre (feuilles) diluée dans une huile végétale en application locale.
- Pour faire des confiseries ou des liqueurs, mettez quelques gouttes d'huile essentielle de coriandre (graines) dans votre préparation (attention : n'exagérez pas, le goût pourrait vite devenir trop prononcé !).
- Pour calmer le stress, dispersez quelques gouttes d'huile essentielle de coriandre (feuilles) dans du gel de douche et mettez la préparation dans votre bain.

Mode d'utilisation possible : voie orale, application sur la peau (diluée).

CUMIN

Carte d'identité

Nom latin ou botanique : *Cuminum cyminum*
Famille : Apiacées
Origine : Égypte (vallée du Nil), pourtour méditerranéen, Inde
Partie utilisée : graines
Composants chimiques : 70 % aldéhydes, 20 à 30 % terpènes

Indications : digestion difficile, manque d'appétit, troubles gastro-intestinaux (repas copieux), flatulences, diarrhées, règles douloureuses, stress, crampes, colites, articulations douloureuses.

Propriétés : stimulant des glandes salivaires, stimulant gastrique, stimulant de la vésicule biliaire, amélioration de l'activité intestinale, apéritif, anti-inflammatoire, antispasmodique, calmant.

Le cumin présente des fleurs blanches ou rosées regroupées en petites ombelles sur une tige de 20 à 40 centimètres. Les feuilles vert foncé sont alternes et finement découpées.

Les fruits sont des graines en fuseau de vert clair à beige (différentes de celles du carvi, dit parfois « cumin noir », avec lequel on confond souvent la graine). La plante contient également une huile essentielle qui n'est pas distillée et est riche en minéraux, comme le fer, le magnésium, le manganèse et le cuivre. Elle stimule la glutathion transférase, une enzyme particulièrement impliquée dans l'élimination cellulaire de nombreuses substances. Des recherches explorent l'intervention des actifs de l'huile essentielle de cumin sur le contrôle de la glycémie. D'autres études portent sur l'action antiplaquettaire et la protection cardio-vasculaire de cette huile essentielle. Enfin, l'Institut de lutte contre le cancer de Madras a mis en évidence, chez le rat, les propriétés protectrices du cumin face aux cancers du foie et de l'estomac.

Conseils pratiques pour le quotidien :

- Ajoutez à l'huile d'assaisonnement 1 goutte d'huile essentielle de cumin pour le plaisir et favoriser la digestion.
- Diluée dans de l'huile végétale, l'huile essentielle de cumin peut être appliquée sur une articulation douloureuse.

- Pour stimuler l'appétit, vous pouvez ajouter 1 goutte d'huile essentielle de cumin dans l'assaisonnement de l'entrée.
- En cas de règles douloureuses, massez le ventre avec de l'huile essentielle de cumin diluée (il est possible d'y ajouter aussi de l'huile essentielle de basilic ou d'estragon).
- En cas de stress, appliquez 1 à 2 gouttes diluées dans de l'huile d'amande douce au creux des poignets.

Mode d'utilisation possible: voie orale, application sur la peau (diluée).

CYPRÈS

Carte d'identité

Nom latin ou botanique: *Cupressus sempervirens*
Famille: Cupressacées
Origine: bassin méditerranéen
Partie utilisée: cônes, feuilles et jeunes rameaux
Composants chimiques: 85 % terpènes, 5 % esters, 5 % alcools

Indications : jambes lourdes, cellulite, toux grasse, œdèmes des membres inférieurs, règles difficiles et douloureuses, troubles de la ménopause, problèmes de circulation sanguine.

Propriétés : antitussif, décongestionnant veineux, aide à la circulation du retour veineux, améliore la tonicité des veines, décongestionnant prostatique, régulateur de la transpiration des pieds.

⚠ En raison de sa forte action hormonale, il faut éviter de l'utiliser en cas de certains cancers hormonodépendants, comme les cancers de la prostate, du sein ou de l'utérus.

Considéré comme un arbre sacré par certains, le cyprès est le symbole de l'éternité ou de la vie et de la mort (il trouve facilement sa place dans les cimetières). C'est peut-être sa longévité ou sa silhouette qui s'élance vers le haut comme pour symboliser le développement spirituel qui lui ont conféré cette renommée ? Le cyprès a été un arbre sacré pour plusieurs peuples, les Grecs et les Romains notamment. Et même les Chinois lui accordaient une place privilégiée ; ceux-ci croyaient que sa résine frottée sous la plante des pieds donnait le pouvoir de marcher sur les eaux. Au Japon, le cyprès est utilisé dans certaines cérémonies religieuses du shintoïsme (une religion polythéiste du pays). L'arbre possède un tronc très droit à l'écorce fissurée et se développe dans les paysages secs et arides. Les fruits sont des cônes, ou galbules.

Au niveau physique, cette huile agit sur les troubles liés à la circulation (c'est un décongestionnant veineux et un tonifiant des vaisseaux sanguins) et elle est très efficace pour calmer la toux grasse.

Conseils pratiques pour le quotidien :

- L'huile essentielle de cyprès peut se diffuser dans la chambre à coucher le soir pour calmer la toux qui survient la nuit.
- Si vous avez souvent les pieds froids, massez-les régulièrement avec un mélange d'1 cuillerée à café d'huile essentielle de cyprès et de 19 cuillerées à café d'huile d'amande douce.
- Toujours sur les pieds, le précédent mélange aide à en limiter la transpiration.
- Pour soulager l'angoisse, le sentiment d'insécurité ou l'anxiété, il est bon de garder le flacon d'huile

essentielle de cyprès sur soi et d'en respirer régulièrement le parfum.

Mode d'utilisation possible : voie orale, application sur la peau (pure, seulement sous la plante des pieds, ou diluée), voie aérienne.

EUCALYPTUS CITRONNÉ

Carte d'identité

Nom latin ou botanique : *Eucalyptus citriodora*
Famille : Myrtacées
Origine : Asie
Partie utilisée : feuilles
Composants chimiques : 20 % alcools, 20 % esters, 60 % aldéhydes

Indications : infection des voies respiratoires, asthénie, rhinite, sinusite, grippe, bronchite, rhume, angine, toux, otite, boutons, anxiété, stress, infections urinaires, cystite, prostatite.

Propriétés : antispasmodique, calmant, antiseptique des voies respiratoires, antirhumatismal, antiviral, anti-infectieux, antibactérien, anti-inflammatoire, antitussif, stimulant du système immunitaire.

Bel arbre de 30 à 40 mètres de haut, l'eucalyptus citronné dégage une odeur particulière qui rappelle le citron. Selon l'âge de l'arbre, les feuilles peuvent présenter plusieurs formes (cinq en tout) et implantations sur la tige : jeunes, elles lui sont opposées, vieilles, elles sont alternées.

Il existe plusieurs sortes d'eucalyptus, très présents sur le marché. Les plus connus sont l'eucalyptus globulus et l'eucalyptus radiata. Ces deux huiles essentielles sont très efficaces, mais elles ont l'inconvénient d'être très riches en 1,8 cinéole ou eucalyptol, une molécule qui est aujourd'hui formellement déconseillée aux enfants en bas âge, à la femme enceinte et à celle qui allaite. Une autre variété, l'eucalyptus polybractea est très riche en cétones, donc à réserver à l'usage médical. Nous avons donc choisi l'eucalyptus citronné qui ne présente pas ces risques.

Conseils pratiques pour le quotidien :

- En cas d'anxiété, mettez quelques gouttes d'huile essentielle d'eucalyptus citronné sur un mouchoir et respirez selon les besoins.
- Pour prévenir les maladies respiratoires ou en cas d'épidémie, surtout pendant la saison froide, il est conseillé de diffuser régulièrement de l'huile essentielle d'eucalyptus citronné à la maison et sur le lieu du travail.
- Pour tous ceux qui n'aiment pas l'odeur de cette huile essentielle sur leur corps, il est possible de l'appliquer, une fois diluée, sur la plante des pieds. L'action en sera tout aussi efficace et l'odeur moins présente. Il est également possible de l'associer à de l'huile essentielle de citron.
- Quelques gouttes d'huile essentielle d'eucalyptus citronné dans le shampoing aident à combattre les pellicules.
- Pour dégager les bronches, faites un massage sur la poitrine et le dos avec quelques gouttes d'huile essentielle d'eucalyptus citronné diluées dans de l'huile d'amande douce.

Mode d'utilisation possible : voie orale, application sur la peau (diluée), voie aériennė.

GAULTHÉRIE

Carte d'identité

Nom latin ou botanique : *Gaultheria procumbens*
Famille : Éricacées
Origine : Amérique du Nord, Chine
Partie utilisée : feuilles
Composants chimiques : 80 % esters (On peut trouver dans le commerce de l'huile essentielle de *Gaultheria fragantissima*, dont l'odeur, plus délicate, est liée à des alcools, aldéhydes et esters supplémentaires. Cette huile essentielle est plus onéreuse, plus élégante, et ses indications et usages sont les mêmes que pour *Gaultheria procumbens*.)

Indications : crampes et douleurs musculaires, arthrose, rhumatismes, tendinites, règles douloureuses, fièvre.

Propriétés : anti-inflammatoire, antalgique, antispasmodique, réchauffant, vasodilatateur, régulateur de la fièvre.

Il s'agit d'une petite plante à feuillage vert rougeâtre qui présente de petites fleurs blanchâtres et translucides. La feuille froissée dégage son parfum intense et caractéristique des produits de massage des sportifs. Également connue sous le nom de « thé de Terre-Neuve » ou de « thé du Canada », la gaulthérie est un puissant anti-inflammatoire et antalgique capable de calmer les douleurs musculaires et rhumatismales. De plus, cette huile essentielle possède la capacité de faire baisser la fièvre et la tension artérielle.

⚠ Il est important de toujours diluer l'huile essentielle de gaulthérie avant de l'appliquer sur la peau, car, pure, elle peut être irritante. Les personnes allergiques à l'aspirine ainsi que celles sous traitement anticoagulant doivent s'abstenir de l'utiliser, car cette huile essentielle est riche en salicylate de méthyle (esters) au même titre que la reine-des-prés ou le bouleau.

Conseils pratiques pour le quotidien :

- Lorsque l'on souffre de maux de tête, il est conseillé de diluer jusqu'à 10 gouttes d'huile essentielle de gaulthérie dans une cuillerée à soupe d'huile d'amande douce et de l'appliquer sur les tempes et le front.
- L'odeur de l'huile essentielle de gaulthérie est assez puissante pour éloigner efficacement les insectes.
- Dans le bain, cette huile essentielle permet de soulager les muscles après une journée de sport intensif.

- En cas de crampes, diluez 10 gouttes d'huile essentielle de gaulthérie dans une cuillerée d'huile d'olive et massez longuement la partie concernée.

Mode d'utilisation possible : application sur la peau (diluée).

HÉLICHRYSE ITALIENNE ou IMMORTELLE

Carte d'identité

Nom latin ou botanique : *Helichrysum italicum*
Famille : Astéracées
Origine : Corse, côtes adriatiques
Partie utilisée : tige avant floraison
Composants chimiques : très riche en esters, acétate de néryle à 75 %, l'huile essentielle contient aussi des terpènes et monoterpénols (nérols). Elle est caractérisée par la présence minoritaire mais importante de plusieurs dicétones (en particulier les italdiones).

Indications : problèmes capillaires, problèmes circulatoires non veineux, couperoses, hématomes, rosacées, phlébites, paraphlébites, traumatismes, ecchymoses, bronchite, toux, rhinite, affections liées au foie, inflammations articulaires, problèmes de cicatrisation, herpès.

Propriétés : antispasmodique, anticoagulant, cicatrisant, antihématome, hépatotrope (action détoxifiante et stimulante des fonctions hépatiques), hypocholestérolémiant (fait baisser le mauvais cholestérol), mucolytique, expectorant, anticatarrhal (lutte contre les affections bronchopulmonaires).

La plante s'organise en petites touffes d'environ 40 centimètres. Les tiges présentent de petites fleurs jaunes et des feuilles velues d'un vert blanchâtre. Son parfum embaume les massifs où elle pousse en dégageant une odeur qui rappelle le curry. L'immortelle des sables qui croît sur les dunes ou au bord de la mer est une variété différente de l'hélichryse italienne (elle n'aura pas les mêmes propriétés. Il existe de nombreuses variétés d'hélichryse, environ 500 !). Cependant, seule l'huile essentielle d'hélichryse italienne (plus chère que les autres variétés) possède les propriétés indiquées. Cette huile essentielle est précieuse et unique, ses actions sont spécifiques et très utiles.

Conseils pratiques pour le quotidien :

- En cas d'hématome, il suffit de diluer une dizaine de gouttes d'huile essentielle d'hélichryse italienne dans une à deux cuillerées à café d'huile végétale et de l'appliquer sur la partie concernée. Il faut éviter les plaies ouvertes, car l'huile essentielle modifie la coagulation.
- Par voie orale, en cas de bronchite, il est possible de prendre l'équivalent de 2 gouttes d'huile essentielle d'hélichryse italienne, par exemple, dans une cuillerée de miel, trois ou quatre fois par jour.
- En massage sur la poitrine et sur le dos, appliquez-la diluée sur la peau.
- Pour l'herpès, appliquez 1 à 2 gouttes diluées dans un peu d'huile végétale, directement sur la lésion.

Mode d'utilisation possible : voie orale, application sur la peau (diluée).

LAVANDE VRAIE

Carte d'identité

Nom latin ou botanique: *Lavandula angustifolia*
Famille: Lamiacées
Origine: Midi de la France, Europe
Partie utilisée: fleurs
Composants chimiques: 40 % alcools, 40 % esters, 5 à 10 % terpènes

Indications: insomnies, difficultés d'endormissement, stress, anxiété, nervosité, angoisses, piqûres d'insectes, acné, eczémas, brûlures légères, mycoses, démangeaisons, spasmes, poux, douleurs musculaires et rhumatismales.

Propriétés: calmant, antidépressif, sédatif, antispasmodique, antalgique, cicatrisant, décontractant musculaire, anti-inflammatoire, hypotensif, régénérateur de la peau.

Originaire du pourtour méditerranéen, la lavande est un joli buisson que l'on taille pour favoriser sa floraison. Les feuilles sont petites de couleur vert foncé, les fleurs d'un beau bleu (un bleu lavande!) et odorantes forment un épi au bout de la tige. Comme dans toutes les Lamiacées, le fruit de la lavande est un akène, c'est-à-dire une petite graine noire.

Parmi les rares huiles essentielles que l'on peut appliquer pures sur la peau, la lavande est utilisée depuis l'Antiquité pour son parfum un peu sucré, floral, frais et pénétrant.

Huile aux mille vertus, il s'agit de l'une des huiles essentielles les plus polyvalentes qu'il faut toujours avoir dans sa trousse. Bien tolérée par tous les types de peaux, elle convient aussi bien aux adultes qu'aux enfants. Apaisante, elle calme les esprits agités et prédispose à une bonne nuit de sommeil. Sur la peau elle fait des merveilles pour les petits bobos du quotidien (les démangeaisons, les eczémas, l'acné, les brûlures…). Un bon massage au parfum de lavande permet de décontracter les muscles et de soulager les douleurs.

Son parfum délicat rend cette huile essentielle particulièrement appréciée par la plupart des gens.

Les dénominations lavande angustifolia, lavande vraie et lavande officinale désignent la même huile essentielle.

Sur le marché, plusieurs variétés d'huile essentielle de lavande sont à disposition du consommateur : la lavande stoechas ou lavande stoechade (également appelée lavande papillon), qui est neurotoxique à cause de la forte présence de cétones, la lavandula spica, la lavande aspic, qui contient jusqu'à 40 % de 1,8 cinéole… Les lavandins sont des hybrides de la lavande. Le lavandin abrial possède une structure assez voisine de la lavande vraie.

Conseils pratiques pour le quotidien :

- Pour sentir le parfum de la lavande à l'intérieur d'un appartement, il suffit de verser quelques gouttes d'huile essentielle sur un côté d'un mouchoir en papier et de l'aspirer. Passez l'aspirateur, vous imprégnerez les pièces.
- Pour calmer les angoisses, faites de petits massages sur le plexus solaire avec 1 ou 2 gouttes d'huile essentielle de lavande un peu diluée dans une huile végétale.
- Pour parfumer le linge de maison, il est conseillé de mettre quelques gouttes d'huile essentielle de lavande dans l'eau du fer à repasser.
- Pour mieux dormir la nuit, il suffit de prendre un bain chaud le soir dans lequel on a dilué une dizaine de gouttes d'huile essentielle de lavande dans un verre de gel de douche ou de bain moussant.
- Biscuits à la lavande, madeleines à la lavande, pain à la lavande, crème brûlée et nougat à la lavande…

1 goutte d'huile essentielle de lavande dans les différentes préparations culinaires pourra en étonner plusieurs!

- Pour calmer les enfants, versez quelques gouttes d'huile essentielle de lavande sur la taie d'oreiller ou sur un mouchoir à côté du lit.

Mode d'utilisation possible: voie orale, application sur la peau (pure si besoin ou diluée), voie aérienne.

LENTISQUE PISTACHIER

Carte d'identité

Nom latin ou botanique: *Pistacia lentiscus*
Famille: Anacardiacées
Origine: bassin méditerranéen
Partie utilisée: rameaux feuillus
Composants chimiques: 20 % monoterpènes, des sesquiterpènes et des alcools monoterpéniques

Indications: varices, hémorroïdes, problèmes de retour veineux, jambes enflées, cellulite, peau infiltrée, sinusite, congestion de la sphère ORL, congestion de l'appareil génital (féminin et masculin).

Propriétés : décongestionnant veineux, prostatique, de la sphère ORL, drainant lymphatique, tonique veineux.

Le lentisque, arbre à mastic, est un petit arbre de 4 à 5 mètres à feuillage persistant, d'un beau vert intense. Commun en région méditerranéenne, il attire le regard par ses grappes de fruits rouges au début de l'hiver qui deviennent noirs ensuite. Ses feuilles, composées de quatre à dix folioles elliptiques, contrastent avec les fleurs mâles rouges et femelles jaunes qui s'épanouissent de mars à juillet. L'huile essentielle est obtenue par distillation des rameaux feuillus.

Conseils pratiques pour le quotidien :

- En cas de problème de congestion veineuse, appliquez sur la partie concernée un mélange fait avec 15 gouttes d'huile essentielle de lentisque diluées dans une cuillerée à soupe d'huile végétale.
- Pour amplifier l'action de l'huile essentielle de pistachier, vous pouvez ajouter de l'huile essentielle de cyprès : 8 gouttes de chaque huile essentielle dans une cuillerée à soupe d'huile végétale.

- Pour décongestionner la sphère ORL, diffusez cette huile essentielle de préférence associée au pin sylvestre.
- Pour combattre la cellulite – dans le cadre d'un programme prenant en compte l'alimentation et l'exercice physique –, appliquez sur la zone cellulitique un mélange fait de 8 gouttes d'huile essentielle de lentisque (décongestionnant) et de 8 gouttes d'huile essentielle de cyprès (circulatoire) diluées dans une cuillerée à soupe d'huile végétale.

Mode d'utilisation possible : voie orale, application sur la peau (diluée), voie aérienne.

MENTHE POIVRÉE

Carte d'identité

Nom latin ou botanique : *Mentha piperita*
Famille : Lamiacées
Origine : un peu partout sur la planète
Partie utilisée : feuilles
Composants chimiques : 50 % alcools, 10 à 15 % cétones, 10 % esters, 5 à 10 % oxydes, 10 % terpènes

Indications : inflammation des voies respiratoires, inflammations buccales, maux de tête, digestion difficile, spasmes, maux de ventre, flatulences, irritabilité du colon, fatigue, asthénie, manque de tonus, parasites intestinaux, mal des transports.

Propriétés : anti-inflammatoire, digestif, antiseptique, antispasmodique, tonique, immunostimulant, vermifuge, antiparasitaire.

Il existe de nombreuses variétés de menthe dans le monde entier : la menthe verte, la menthe poivrée, la menthe crépue (utilisée pour la fabrication des cigarettes mentholées)… Leur parfum présente de très grandes nuances. Les menthes qu'on trouve dans la nature sont souvent le résultat d'hybridation et donc difficilement identifiables. Il s'agit d'une plante vivace à tige carrée et aux feuilles velues. Ses petites fleurs sont blanches, à lèvres labiées. On peut constater que « les nuits fraîches font des menthes fraîches ». Cela signifie que les menthes récoltées après des nuits fraîches contiennent davantage de menthol, la composant qui donne la fraîcheur à la menthe. L'âge de la plante va également avoir un impact sur la structure chimique de ses actifs. En effet, avec le temps, on voit apparaître des cétones pouvant être plus ou moins toxiques (supposant un usage plus limité).

- L'huile essentielle de menthe poivrée est contre-indiquée en cas d'obstruction des voies biliaires et d'atteinte hépatique grave.
- L'utilisation par voie cutanée est réservée à l'adulte.
- L'huile essentielle de menthe poivrée est déconseillée dans le bain, car elle donne une forte sensation de froid qui peut perdurer dans le temps.
- L'utilisation des autres huiles essentielles de menthe peut être difficile, voire dangereuse à l'usage.

Conseils pratiques pour le quotidien :

- Pour assainir l'air ambiant, diffusez de l'huile essentielle de menthe poivrée dans les pièces à vivre.
- En cas de névralgie, de douleur locale, musculaire ou articulaire, appliquez quelques gouttes d'huile essentielle de menthe bien diluées dans une huile végétale (par exemple, de l'huile d'amande douce).
- Pour les migraines, appliquez de l'huile essentielle de menthe poivrée diluée dans de l'huile d'amande douce ou une autre huile végétale, directement sur le front ou les tempes.
- Pour favoriser la digestion et calmer les ballonnements, mettez 1 goutte d'huile essentielle de menthe poivrée dans votre tisane après le repas (mettez la goutte au fond de la tasse dans un peu de miel puis versez l'eau bouillante dessus).
- L'alcool de menthe du commerce est une solution faite avec 10 % d'huile essentielle de menthe poivrée dans de l'alcool à 90 degrés. On l'utilise contre les nausées, le mal des transports, les digestions difficiles, le manque de tonus… Ce vieux remède est pris par voie interne en mettant quelques gouttes sur un sucre ou respiré directement au flacon.

Mode d'utilisation possible : voie orale, application sur la peau (diluée), voie aérienne.

NIAOULI

Carte d'identité

Nom latin ou botanique : *Melaleuca quinquinervia*
Famille : Myrtacées
Origine : Nouvelle-Calédonie, Australie, Madagascar
Partie utilisée : feuilles et jeunes tiges
Composants chimiques : 50 à 60 % oxydes (1,8 cinéole), 20 % terpènes, 10 à 15 % alcools

Indications : fièvres, bronchite, rhume, sinusite, cystite, rhinite, infections intestinales, grippe, varices, jambes lourdes, herpès, brûlures, infections ORL, fatigues psychique et physique, démangeaisons, eczémas, psoriasis, acné, manque de concentration, stress…

Propriétés : antiseptique, anti-infectieux, antiviral, antibactérien, antifongique, stimulant, anti-inflammatoire, fébrifuge, expectorant, stimulant du système immunitaire.

Le niaouli est un arbre montant jusqu'à 15 mètres, au tronc droit, aux feuilles lancéolées vert foncé. Lorsqu'on froisse les feuilles, on retrouve l'odeur caractéristique du niaouli. Les fleurs jaunâtres, à très nombreuses étamines, sont groupées par deux ou trois.

Normalement tolérée par les adultes, l'huile essentielle de niaouli possède de très nombreuses propriétés thérapeutiques. En diffusion, en massage ou dans le bain, elle est un excellent antiseptique et antalgique, très utile pour prévenir et guérir la sphère ORL. Au niveau de la peau, cette huile essentielle aide à la réparation en cas d'acné, de piqûres d'insectes, de boutons, de coupures, de furoncles, d'inflammation… L'huile essentielle de niaouli a été étudiée en milieu hospitalier et est employée pour ses vertus préventives des brûlures et nécroses liées au traitement par radiothérapie.

Conseils pratiques pour le quotidien :

- Pour assainir l'air ambiant, il suffit de diffuser quotidiennement de l'huile essentielle de niaouli.
- Quelques gouttes sur un mouchoir, à respirer pendant la journée, permettent de décongestionner les voies respiratoires et assurent également une prévention des affections respiratoires.

- Sur les escarres ou les ulcères, mélangez-la avec de l'huile essentielle de lavande et de l'huile végétale avant de l'appliquer.
- En cas d'infection intestinale, massez avec quelques gouttes d'huile essentielle diluées dans de l'huile végétale, directement sur le ventre et/ou la plante des pieds. Il est possible de l'utiliser en suppositoires (demander au pharmacien).

Mode d'utilisation possible : voie orale, application sur la peau (diluée), voie aérienne.

PETIT GRAIN MANDARINIER

Carte d'identité

Nom latin ou botanique : *Citrus reticulata*
Famille : Rutacées
Origine : Asie du Sud-Est, Chine, Inde
Partie utilisée : boutons des feuilles
Composants chimiques : 50 % esters (anthranilate de méthyle), environ 50 % terpènes

Indications : stress, insomnie, anxiété, impatience, angoisse.

Propriétés : antispasmodique et antistress puissant, calmant.

⚠ Cette huile est photosensibilisante (comme toutes les huiles essentielles d'agrumes). Ne vous exposez pas au soleil si vous l'avez appliquée sur la peau.

La cyme du mandarinier, arbuste à feuilles toujours vertes et persistantes, se présente sous une forme arrondie. Ses fleurs sont blanches, délicieusement odorantes et on les retrouve presque tout au long de l'année. Il ne faut pas confondre les différentes huiles essentielles du mandarinier pouvant être extraites de parties différentes et proposées dans le commerce, notamment l'huile essentielle provenant du zeste de la mandarine (95 % de terpènes), dont la première indication est celle d'être antiseptique, ce qui l'éloigne de l'usage de celle de « petit grain ».

Conseils pratiques pour le quotidien :

- Diffusez dans l'air ambiant de l'huile essentielle de petit grain mandarinier pendant les moments de stress.

- Pour détendre les muscles contractés, massez-les avec un peu d'huile essentielle de petit grain mandarinier diluée dans de l'huile d'arnica.
- Quand « ça ne va pas », massez le plexus solaire avec quelques gouttes d'huile essentielle de petit grain mandarinier diluées dans un peu d'huile d'amande douce.
- Pour revenir au calme après une journée de stress, mélangez 1 goutte d'huile essentielle de petit grain mandarinier dans une cuillerée à café de miel, mettez le tout dans une tasse et versez dessus votre tisane chaude.

Mode d'utilisation possible : voie orale, application sur la peau (diluée), voie aérienne.

PIN SYLVESTRE

Carte d'identité

Nom latin ou botanique: *Pinus sylvestris*
Famille: Pinacées
Origine: Europe, pays du Nord
Partie utilisée: aiguilles et rameaux
Composants chimiques: jusqu'à 90 % de terpènes, 5 % esters

Indications : rhume, bronchite, sinusite, grippe, rhumatismes, arthrite, lumbago, surmenage, fatigues nerveuse et physique, stress, état dépressif.

Propriétés : antiseptique, anti-infectieux aérien et respiratoire, balsamique, tonique respiratoire, stimulant, stimulant cortico-surrénalien.

Le pin sylvestre est un grand conifère résineux qui pousse dans les pays froids ou d'altitude. Sa taille peut atteindre les 30 mètres, ses feuilles ont une forme d'aiguilles réunies par paire et ses bourgeons, organes reproducteurs, se situent au bout des branches. Les pollens se trouvent sur les pommes de pin mâles. En fécondant les pommes de pin femelles, on obtient les graines (comme les pignons de pin que l'on mange).

Dans le passé, on croyait que marcher dans une forêt de pins aidait à retrouver la vigueur perdue ! En Extrême-Orient, le pin est symbole d'immortalité, peut-être à cause de son feuillage qui ne tombe jamais. De nos jours, on sait que l'huile essentielle de pin obtenue par la distillation des aiguilles possède des propriétés toniques et dynamisantes. Elle est donc utile en cas d'asthénie, de convalescence, de surmenage, de stress, car elle donne de la vigueur à l'organisme. Cette huile est également un très bon antiseptique très efficace sur le système respiratoire. Son odeur fraîche et balsamique parfume agréablement la maison et assainit l'air.

⚠ L'huile essentielle de pin sylvestre (distillation des aiguilles) ne doit pas être confondue avec l'huile essentielle de térébenthine, qui est obtenue par distillation de la résine du même arbre.

Conseils pratiques pour le quotidien :

- Versez quelques gouttes d'huile essentielle de pin sylvestre sur des galets ou du coton dans la salle de bains pour démarrer la journée.
- Pendant la saison froide, diffusez régulièrement de l'huile essentielle de pin sylvestre pour assainir l'air.
- En cas d'affections ORL, faites des inhalations en versant quelques gouttes d'huile essentielle de pin sylvestre dans un grand bol d'eau bouillante. Approchez votre visage – pas trop près pour ne pas vous brûler –, fermez les yeux, mettez une serviette sur la tête et respirez.
- Diluez quelques gouttes d'huile essentielle de pin sylvestre dans le gel de douche pour commencer la journée avec tonus.
- Faites des massages sur les articulations douloureuses : mettez dans un flacon de 100 ml d'huile végétale 5 à 10 ml d'huile essentielle de pin sylvestre.

Mode d'utilisation possible : voie orale, application sur la peau (diluée), voie aérienne.

ROMARIN CT VERBÉNONE

Carte d'identité

Nom latin ou botanique : *Rosmarinus officinalis verbenoniferum*
Famille : Lamiacées
Origine : bassin méditerranéen, Corse, Sardaigne
Partie utilisée : tiges feuillues et fleuries
Composants chimiques : 50 % terpènes, 12 % cétones (verbénone), 10 à 12 % 1,8 cinéole, 10 % esters, 10 % alcools

Indications : bronchite, sinusite, toux, insuffisance hépatique, fatigue physique, manque de tonus, besoin de stimulation générale.

Propriétés : fluidifiant bronchique, expectorant, mucolytique, antispasmodique, anti-infectieux, hépatostimulant, drainant hépatique, lipolytique, antiseptique aérien, immunostimulant, permet de réguler le mauvais cholestérol.

Le romarin est un joli arbrisseau commun en Méditerranée. Ses feuilles allongées, persistantes, en forme d'aiguilles, duveteuses sur la face inférieure, sont très odorantes. Ses fleurs, d'un très beau bleu clair, apparaissent au printemps. On distille la tige feuillue et fleurie.

L'huile essentielle de romarin à verbénone est une variété que l'on peut aisément utiliser, car c'est celle qui est la plus équilibrée, ce qui n'est pas le cas d'autres variétés de romarin, comme celui à camphre et à 1,8 cinéole.

Conseils pratiques pour le quotidien :

- Pour être en forme, mettez une cuillerée à soupe d'huile essentielle de romarin à verbénone dans un demi-litre d'huile d'olive et utilisez le mélange pour assaisonner vos préparations culinaires au quotidien.
- Diffusez de l'huile essentielle de romarin à verbénone pour assainir l'air ambiant.
- Appliquez en plusieurs fois, à l'intérieur des poignets, 15 gouttes d'huile essentielle de romarin à verbénone diluées dans une cuillerée à soupe d'huile végétale pour avoir du tonus.
- Ajoutez 1 ml d'huile essentielle de romarin à verbénone dans 100 ml d'un gel de douche neutre. Utilisez ce mélange tous les matins pour votre douche.

Mode d'utilisation possible : voie orale, application sur la peau (diluée), voie aérienne.

THYM À LINALOL

Carte d'identité

Nom latin ou botanique : *Thymus vulgaris CT linalol*
Famille : Lamiacées
Origine : les thyms sont présents un peu partout sur la planète, mais il s'agit ici d'un chémotype particulier
Partie utilisée : feuilles et sommités fleuries
Composants chimiques : 60 % alcools (surtout du linalol), 15 à 20 % esters, 10 % terpènes, 2 à 3 % oxydes, pourcentage faible et variable de phénols

Indications : affections de l'appareil respiratoire inférieur et supérieur (sinusites, toux, bronchites, angines, maux de gorge…), fatigues physique et mentale, manque de tonus, mycoses, état de dépression, parasites intestinaux.

Propriétés : anti-infectieux, antiviral, antibactérien, stimulant immunitaire, équilibrant du système nerveux, fongicide, tonique général, vermifuge.

Arbrisseau touffu pouvant atteindre 50 centimètres de haut, le thym se présente avec des tiges ramifiées et tortueuses à la base. Bien connu en Provence, il a des feuilles persistantes, petites mais très parfumées. Ses fleurs sont rosées. Selon les sites de récolte, le thym fournit des huiles essentielles très différentes dans leurs compositions, et donc dans leurs propriétés. Les types chimiques les plus fréquemment rencontrés sont les huiles essentielles de thym à thymol, à carvacrol, à thuyanol-4, à linalol et à géraniol… L'aspect botanique ne change pas, mais le thym a « fabriqué » des substances différentes !

Les huiles essentielles de thym à carvacrol et à thymol sont très agressives pour la peau, pour les muqueuses, elles sont hyperthemisantes, hypertensives et hépatotoxiques en usage prolongé et à hautes doses. Les huiles essentielles de thym à linalol offrent un profil antiseptique, bactéricide, virucide et fongicide beaucoup plus équilibré par la présence de linalol, une molécule efficace qui n'a pas les inconvénients des précédentes.

Capable de stimuler le système immunitaire, cette huile essentielle est le grand compagnon de la saison froide et vous accompagne dans tous vos voyages.

Conseils pratiques pour le quotidien :

- Pendant la saison froide, assaisonnez vos plats avec ce mélange : une cuillerée à soupe d'huile essentielle de thym à linalol diluée dans un demi-litre d'huile d'olive.
- Pour retrouver du tonus et stimuler le système immunitaire, massez la plante des pieds avec un peu d'huile essentielle de thym à linalol dûment diluée.
- Pour soulager les rhumatismes, les douleurs musculaires ou atténuer la fatigue, prenez un bon bain chaud avec cette huile essentielle diluée dans un peu de gel de douche.
- En cas d'infections intestinales et urinaires, prenez 2 gouttes de thym à linalol diluée dans une cuillerée à café de miel trois à quatre fois par jour (pas plus d'une semaine).

Mode d'utilisation possible : voie orale, application sur la peau (diluée).

RAPPEL DES PRINCIPAUX DOSAGES

•

Les indications ci-dessous sont d'ordre général et concernent les huiles essentielles pour lesquelles ces utilisations sont envisageables. Certaines huiles essentielles ne conviennent pas à l'emploi par voie aérienne, à la prise orale ou à l'application cutanée. En cas de doute, demandez toujours conseil à un expert. Ces dosages conviennent à des adultes.

Dans le bain

Versez une dizaine de gouttes d'huiles essentielles dans la baignoire avant de faire couler l'eau du bain tiède ou chaude. Les huiles essentielles ne sont habituellement pas solubles dans l'eau, mais à cette dose pour une bonne quantité d'eau chaude, on peut obtenir une dilution. Le bain peut être total ou partiel, tels les bains des mains, des pieds, de la douche ou les bains de siège.

Quantité : entre 5 et 10 gouttes, selon votre tolérance. Commencez par tester une petite quantité, pour augmenter si vous le souhaitez par la suite, mais ne dépassez pas les 10 gouttes et ne l'utilisez pas pour les enfants en bas âge.

Pour la douche

Versez les huiles essentielles sur un gant et ajoutez sur le gant votre gel de douche.
Quantité : 3 gouttes par douche.

En inhalation

Versez les gouttes des huiles essentielles choisies dans un récipient d'eau bouillante et respirez la vapeur en approchant la tête de la vapeur, avec éventuellement une serviette sur la tête (très efficace pour tous les problèmes d'ordre respiratoire).
Faites durer l'opération environ 10 minutes, en faisant des pauses.
Quantité : entre 2 et 4 gouttes, selon votre tolérance.

En massage

Utilisez des huiles essentielles diluées dans une huile végétale de base et pratiquez un massage sur une partie du corps (massage local) ou sur la totalité du corps (massage général).
Dilution : entre 1 et 2 % d'huiles essentielles pour le visage ; entre 2 et 5 % pour le corps ; 1 % pour les enfants de 8 à 12 ans.

En diffusion

Diffusez les huiles essentielles pendant 20 minutes maximum dans l'atmosphère de la maison ou du lieu de travail (très efficace pour la prévention des maladies). Vous pouvez répéter l'opération plusieurs fois dans la journée. Évitez de diffuser en présence d'enfants en bas âge.

Quantité : dans le diffuseur, le nombre de gouttes n'est pas important, ce qui compte, c'est le temps de diffusion. Versez 3 à 4 gouttes sur un mouchoir, les vêtements ou la taie d'oreiller.

Pour le shampoing

Diluez environ 10 à 20 gouttes d'huiles essentielles dans 100 ml d'un shampoing neutre.

Contre les insectes

Mélangez les huiles essentielles à un produit de base (huiles de support et vinaigre, par exemple) pour les appliquer sur la peau.

Dilution : entre 2 et 2,5 %.

Voie interne

Elle se pratique toujours sous le contrôle médical.

Quantité : entre 1 et 3 gouttes dans une cuillerée de miel ou sur un morceau de sucre, selon votre tolérance.

Les interdites !

Certaines huiles essentielles sont interdites à la vente au public par décret. Lorsqu'elles sont présentes à la pharmacie, leur délivrance par le pharmacien est strictement réservée à la prescription médicale.

Ces huiles essentielles sont essentiellement à thuyones, donc gravement neurotoxiques. On trouve la thuyone dans la grande armoise (*Artemisia absinthium*), la petite armoise (*Artemisia pontica*), l'armoise commune (*Artemisia vulgaris*), l'armoise blanche (*Artemisia herba-alba*), l'armoise arborescente (*Artemisia arborescens*), le chénopode vermifuge (*Chenopodium ambrosioides* et *Chenopodium anthelminticum*), l'hysope (*Hyssopus officinalis*), la moutarde jonciforme (*Brassica juncea*), la rue (*Ruta graveolens*), la sabine (*Juniperus sabina*), le sassafras (*Sassafras albidum* ne contient pas de thuyone, mais une autre cétone très toxique, l'asarone, et surtout du safrole, cancérigène), la sauge officinale (*Salvia officinalis*), la tanaisie (*Tanacetum vulgare*), le thuya (*Thuya plicata*), le thuya (*Thuya occidentalis*), le cèdre de Corée (*Thuya koraenensis*).

LES PROBLÈMES DE A À Z

•

Nous rappelons que la législation française attribue au seul docteur en médecine le droit de diagnostic et de traitement des maladies. Les éléments contenus dans ce chapitre s'inscrivent dans le respect des protocoles thérapeutiques médicaux prescrits par le médecin. En aucun cas, ils ne veulent les remplacer. Les auteurs et l'éditeur ne sauraient être tenus pour responsables des conséquences éventuelles d'une automédication maladroite ou d'une mauvaise compréhension de ces écrits. L'utilisation des huiles essentielles doit apporter une amélioration rapide et nette. Dans le cas contraire, une consultation médicale est indispensable.

Les dosages ci-dessous sont destinés aux adultes. Pour les enfants entre 6 et 12 ans, divisez la dose par deux.

Acné

Huiles essentielles : **lavande, ravintsara, hélichryse, tea tree…**

Surtout les huiles essentielles de la famille des alcools, en particulier le linalol.

Mélangez 10 gouttes de chacune de ces huiles essentielles : lavande, ravintsara et hélichryse (italicum ou gymnocephalum). Ajoutez 30 ml d'huile d'amande douce (ou d'une autre huile végétale).
Appliquez sur la partie concernée à l'aide d'un coton-tige deux à trois fois par jour. Si besoin, essuyez après une quinzaine de minutes.
Faites une pâte avec un peu d'argile verte et du mélange précédent. Appliquez 2 à 3 fois par semaine la pâte sur la peau aux endroits concernés par l'acné. Laissez agir une vingtaine de minutes et rincez à l'eau. Appliquez ensuite sur la peau bien sèche un mélange de 5 ml d'huile essentielle de tea tree et de 95 ml d'huile d'amande douce.

Aérophagie

Huiles essentielles : **coriandre, cumin, romarin à verbénone, thym à linalol, basilic**

À utiliser de préférence avec l'avis d'un expert.
Pour ceux qui souffrent souvent d'aérophagie, utilisez de l'huile d'olive additionnée d'huile essentielle pour assaisonner vos plats au quotidien. Dans 100 ml d'huile d'olive (ou une autre huile alimentaire), versez 10 à 20

gouttes (selon vos goûts) d'une des huiles essentielles citées ci-dessus.
Une autre idée : dans 100 ml d'huile d'olive (ou une autre huile alimentaire), ajoutez 5 gouttes d'huile essentielle de mandarine et 5 gouttes d'huile essentielle de basilic.

Anxiété

Huiles essentielles : **lavande, petit grain mandarinier, basilic à linalol (basilic européen)**

Diffusez dans l'air ambiant de l'huile essentielle de lavande ou de petit grain mandarinier ou versez quelques gouttes sur un mouchoir à respirer à plusieurs reprises pendant la journée.
Diluez 2 à 4 gouttes d'huile essentielle de basilic à linalol dans une cuillerée à soupe d'huile végétale. Appliquez sur le plexus solaire (ou sur la partie du corps que vous souhaitez) et massez.

Aphtes

Huiles essentielles : **lavande, thym à linalol, tea tree**

Diluez 1 goutte de chacune de ces huiles essentielles dans une cuillerée à soupe d'huile d'amande douce (ou d'une autre huile végétale). Appliquez sur la partie concernée à l'aide d'un coton-tige six à dix fois par jour.

Arthrite et/ou arthrose

Huiles essentielles : **pin sylvestre, eucalyptus citronné, gaulthérie, laurier noble**

Faites un cataplasme en mélangeant de l'argile verte avec de l'eau pour obtenir une pâte. Dans l'équivalent d'une tasse à thé de pâte d'argile, versez et mélangez 5 gouttes d'huile essentielle de pin sylvestre, d'eucalyptus citronné, de gaulthérie et de laurier noble.
Vous pouvez faire des massages : dans un flacon de 100 ml d'huile végétale, mettez 5 à 15 ml d'huile essentielle de gaulthérie.

Ballonnements

Voir *aérophagie.*

Bronchites

Huiles essentielles : **romarin à verbénone, eucalyptus citronné, myrte rouge, pin sylvestre, niaouli, thym à linalol**

En prévention, si un proche est malade ou en cas d'épidémie, prenez une goutte d'huile essentielle de thym à linalol dans une cuillerée de miel deux à trois fois par jour. Massez le thorax et le dos avec un mélange d'une cuillerée à soupe d'huile végétale et 15 gouttes de niaouli ou de myrte rouge. Diffusez de l'huile essentielle de pin sylvestre ou de niaouli dans l'air ambiant.

Pour les quintes de toux résiduelles, prenez une goutte d'huile essentielle de romarin à verbénone dans une cuillère à café de miel trois fois par jour pendant une semaine maximum. L'amélioration doit être rapide.

Après avis médical, si la toux est persistante, prenez une goutte d'huile essentielle d'eucalyptus citronnée dans une cuillerée à café de miel trois fois par jour.

Brûlures

Huiles essentielles : **lavande, hélichryse, niaouli**

Mélangez 5 ml d'huile essentielle de niaouli (calmant) et 95 ml d'huile d'olive. Imbibez un tissu propre dans le mélange et appliquez-le sur la partie à soigner. Ensuite, mélangez 5 ml d'huile essentielle d'hélicryse (cicatrisant) et 95 ml d'huile d'olive. Imbibez un tissu propre de ce mélange et appliquez-le sur la partie à soigner ou vaporisez le mélange directement sur la brûlure.
Pour des brûlures légères avec simple rougeur : appliquez quelques gouttes d'huile essentielle de lavande pure ou diluée sur la partie concernée, après avoir vérifié que vous n'y êtes pas allergique.

Cellulite

Huiles essentielles : **cyprès, gaulthérie, romarin à verbénone**

Pour un soin d'attaque (anti-inflammatoire), mélangez une cuillerée à café d'huile essentielle de cyprès, une cuillerée à café d'huile essentielle de gaulthérie et 200 ml d'huile végétale (par exemple de l'huile d'olive). Massez doucement les parties concernées avec la paume des mains (de préférence en prenant votre douche) une à deux fois par jour. N'oubliez pas que la cellulite est un problème lié à un déséquilibre hormonal, parlez-en à votre médecin. Ensuite, en entretien délicat, mélangez une cuillerée à café d'huile essentielle de cyprès, une cuillerée à café d'huile essentielle de romarin à verbénone et 200 ml d'huile végétale (par exemple de l'huile d'olive). Massez doucement avec la paume des mains (de préférence en prenant votre douche) une à deux fois par jour les parties concernées.

Cholestérol

Huile essentielle : romarin à verbénone

Mettez une cuillerée à soupe d'huile essentielle de romarin dans ½ litre d'huile d'olive et utilisez le mélange pour assaisonner vos préparations culinaires au quotidien.

Cicatrisation

Huiles essentielles : **lavande, hélichryse, ciste**

Pour favoriser la cicatrisation, mettez 1 goutte d'huile essentielle de lavande pure sur la zone à cicatriser.
Sur les cicatrices chéloïdes, appliquez un mélange de 5 ml d'huile essentielle d'hélichryse italienne et de 95 ml d'huile végétale pendant plusieurs mois.
Lorsqu'il y a une écorchure, si saignement, appliquez 2 cuillerées à café de ciste dans 90 ml d'huile végétale.

Circulation

Huile essentielle : **cyprès**

Faites des massages sur la plante des pieds deux fois par jour. Pour cela, mélangez 5 ml d'huile essentielle de cyprès et 95 ml d'huile végétale. Le massage peut également s'effectuer sur une zone de mauvaise circulation.

Constipation

Huile essentielle : romarin à verbénone

Versez une cuillerée à soupe d'huile essentielle de romarin dans ½ litre d'huile d'olive et utilisez le mélange pour assaisonner vos préparations culinaires au quotidien.

Contusion

Huile essentielle : hélichryse

Appliquez sur la partie concernée 15 à 20 gouttes d'huile essentielle d'hélichryse diluées dans une cuillerée à soupe d'huile végétale.

Coups de soleil

Voir *brûlures*.

Coupures

Huile essentielle : ciste

Diluez 15 à 20 gouttes d'huile essentielle de ciste diluées dans une cuillerée à soupe d'huile végétale et appliquez sur la coupure.

Courbatures

Huiles essentielles : **gaulthérie, cyprès**

Diluez 8 gouttes d'huile essentielle de gaulthérie et 8 gouttes d'huile essentielle de cyprès dans une cuillerée à soupe d'huile d'arnica. Massez longuement et répétez l'opération si besoin.

Cystites

Huiles essentielles : **thym à linalol, lavande, eucalyptus citronné**

Prendre 3 gouttes de thym à linalol ou d'eucalyptus citronné dans une cuillerée à café de miel trois fois par jour pendant une semaine.
Massez le bas-ventre avec une solution composée de 2 cuillerées à café d'huile essentielle de lavande et de 90 ml d'huile d'amande douce.

Démangeaisons

Huiles essentielles : **lavande, tea tree**

Massez la peau avec quelques gouttes d'huile essentielle de lavande ou de tea tree diluées dans une huile végétale.

Dépression légère

Huiles essentielles : **petit grain mandarinier, basilic à linalol (européen), géranium bourbon**

Diffusez dans l'air ambiant l'huile essentielle de petit grain mandarinier (action calmante, de détente, antispasmodique) ou d'huile essentielle de géranium bourbon (tonique, stimulant, qui amène à réagir).
Appliquez sur la plante des pieds un mélange de 15 gouttes d'huile essentielle de basilic diluées dans une cuillerée à soupe d'huile végétale. Cette pratique doit être limitée dans le temps.

Diarrhée (infectieuse)

Huiles essentielles : **thym à linalol, ravintsara, tea tree**

Prendre 2 gouttes de tea tree ou de thym à linalol dans une cuillerée à café de miel quatre fois par jour pendant au maximum une semaine.
Massez votre ventre avec un mélange de 5 ml d'huile essentielle de ravintsara et 95 ml d'huile d'amande douce. Répétez l'opération plusieurs fois par jour selon les besoins.

Digestion lente

Huile essentielle : basilic à linalol (basilic européen)

Massez la zone de l'estomac avec 2 à 3 gouttes d'huile essentielle de basilic à linalol diluées dans une cuillerée à soupe d'huile végétale.

Douleurs musculaires

Huiles essentielles : **cyprès, gaulthérie**

Pour améliorer l'oxygénation des muscles, massez la plante des pieds et éventuellement la zone musculaire concernée avec un mélange de 5 ml d'huile essentielle de cyprès et 95 ml d'huile végétale.
Pour soulager la douleur, utilisez un mélange de 5 ml d'huile essentielle de gaulthérie et 95 ml d'huile essentielle. Massez plusieurs fois par jour.

Drainage

Huiles essentielles : **livèche, romarin à verbénone**

Diluez 1 goutte d'huile essentielle de livèche et 2 gouttes d'huile essentielle de romarin à verbénone dans une cuillerée à soupe d'huile d'olive. Prenez cette préparation répartie en trois fois dans la journée, aux trois repas principaux, pendant trois semaines.

Entorse

Huiles essentielles : **gaulthérie, pin sylvestre**

Appliquez sur la partie concernée un mélange de 15 gouttes d'huile essentielle de gaulthérie diluées dans une cuillerée à soupe d'huile végétale.
Ou, pour potentialiser l'effet, associez les deux huiles essentielles de gaulthérie et de pin sylvestre (15 gouttes au total).

Escarres

Huiles essentielles : **lavande, cyprès**

Versez quelques gouttes d'huile essentielle de lavande sur une compresse stérile et appliquez-la sur la partie concernée.
Massez la plante des pieds avec 4 à 5 gouttes d'huile essentielle de cyprès diluée dans un peu d'huile végétale.

Fatigue physique

Huiles essentielles : **pin sylvestre, menthe poivrée, gingembre**

Diffusez l'huile essentielle de pin sylvestre dans la pièce à vivre pendant la journée.
Ajoutez 1 ml d'huile essentielle de gingembre dans 100 ml d'un gel de douche neutre. Utilisez ce mélange tous les matins pour votre douche.
Respirez de l'huile essentielle de menthe poivrée directement du flacon en inhalant profondément à plusieurs reprises.

Fatigue psychique

Huiles essentielles : **basilic à linalol (basilic européen), menthe poivrée**

Respirez à plusieurs reprises l'huile essentielle de menthe poivrée directement au flacon.
Mettez une cuillerée à soupe d'huile essentielle de basilic à linalol dans ½ litre d'huile d'olive et utilisez le mélange pour assaisonner vos préparations culinaires au quotidien.

Fièvre

Huiles essentielles : **lavande, niaouli**

Appliquez sur la plante des pieds un mélange de 15 gouttes d'huile essentielle de lavande (5 %) diluées dans une cuillerée à soupe d'huile végétale.
Appliquez sur le thorax un mélange de 5 ml d'huile essentielle de niaouli dilué dans 95 ml d'huile végétale.
Attention : la fièvre est un moyen que l'organisme utilise pour combattre les bactéries nocives. Elle est donc utile dans certains cas, à condition d'être limitée dans le temps

et de ne pas dépasser certains seuils (consultez votre médecin).

Gastro-entérite

Voir *diarrhée*.

Gencives (inflammation)

Huiles essentielles : **tea tree, eucalyptus citronné**

Faites des bains de bouche puis appliquez directement l'huile essentielle de tea tree légèrement diluée sur la gencive.
En cas de gencives enflammées, en attendant de voir le dentiste, appliquez directement sur la gencive trois gouttes d'huile essentielle d'eucalyptus citronné. Rincez la bouche à l'eau claire.

Gorge (mal de)

Huiles essentielles : **thym à linalol, lavande, tea tree**

Faites des gargarismes avec 2 gouttes d'huile essentielle de tea tree diluées dans une petite tasse d'eau tiède dans laquelle vous aurez mis un peu de sel marin non raffiné.
Appliquez sur la plante des pieds un mélange de 15 gouttes d'huile essentielle lavande ou de thym à linalol diluées dans une cuillerée à soupe d'huile végétale.

Grippe

Huiles essentielles : **myrte, thym à linalol, tea tree, sarriette, pin sylvestre**

Diffusez dans l'air ambiant de l'huile essentielle de pin sylvestre.
Appliquez sur la plante des pieds un mélange de 15 gouttes d'huile essentielle de thym à linalol, de myrte, de tea tree ou de sarriette diluées dans une cuillerée à soupe d'huile végétale.

Ou prenez 2 gouttes d'huile essentielle de thym à linalol ou de myrte dans une cuillerée à café de miel trois à quatre fois par jour.

Hématomes

Huile essentielle: hélichryse

Appliquez sur la partie concernée un mélange de 15 gouttes d'huile essentielle d'hélichryse diluées dans une cuillerée à soupe d'huile d'arnica.

Hémorroïdes

Huiles essentielles: **cyprès, lentisque, niaouli**

Appliquez sur la plante des pieds un mélange de 15 gouttes d'huile essentielle de cyprès diluées dans une cuillerée à soupe d'huile végétale.
Ou appliquez directement sur la partie concernée un mélange de 5 gouttes d'huile essentielle de lentisque, 5 gouttes d'huile essentielle de niaouli et 5 gouttes d'huile

essentielle de cyprès diluées dans une cuillerée à soupe d'huile végétale.

Herpès

Huiles essentielles : **thym à linalol, niaouli, tea tree, menthe poivrée**

Appliquez directement sur la partie concernée un mélange de 5 gouttes d'huile essentielle de thym à linalol, 5 gouttes d'huile essentielle de niaouli, 3 gouttes d'huile essentielle de tea tree, 2 gouttes d'huile essentielle de menthe dans une cuillerée à soupe d'huile végétale.

Insectes (éloigner les)

Huiles essentielles : **lavande, citronnelle, géranium bourbon**

Mettez quelques gouttes d'huile essentielle de lavande, de géranium bourbon ou de citronnelle sur vos vêtements.

Ou appliquez un mélange de 15 gouttes d'huile essentielle de lavande, de géranium bourbon ou de citronnelle diluées dans une cuillerée à soupe d'huile végétale.

Voir aussi *piqûres*.

Insuffisance hépatique

Huiles essentielles : **romarin à verbénone, basilic**

Mettez une cuillerée à soupe d'huile essentielle de romarin à verbénone dans ½ litre d'huile d'olive et utilisez le mélange pour assaisonner vos préparations culinaires au quotidien. Vous pouvez préparer de la même façon une huile végétale aromatisée à l'huile essentielle de basilic.

Lumbago

Huiles essentielles : **gaulthérie, pin sylvestre**

Appliquez sur la partie concernée un mélange de 10 gouttes d'huile essentielle de gaulthérie et de 5 gouttes d'huile essentielle de pin sylvestre diluées dans une cuillerée à soupe d'huile d'arnica.

Mal de dents

Huile essentielle : girofle

En attendant le dentiste : appliquez à l'aide d'un coton-tige sur la partie concernée 1 goutte d'huile essentielle de girofle diluée dans un tout petit peu d'huile végétale.

Mal de dos

Voir *lumbago*.

Mal de tête

Huiles essentielles : **menthe poivrée, basilic, lavande**

Appliquez sur la partie concernée (le front, les tempes) un mélange de 3 gouttes d'huile essentielle de menthe poivrée diluées dans une cuillerée à café d'huile végétale.

En cas de mal de tête d'origine digestive, appliquez plutôt l'huile essentielle de basilic de la même façon que le conseil précédent.
Lorsque le mal de tête a comme origine le stress, choisissez plutôt l'huile essentielle de lavande, et utilisez de la même façon.

Mal des transports

Huiles essentielles : **gingembre, menthe poivrée**

Mettez quelques gouttes d'huile essentielle de menthe poivrée sur vos vêtements.
Ou appliquez dans le creux des poignets un mélange de 8 gouttes d'huile essentielle de gingembre et 2 gouttes d'huile essentielle de menthe poivrée diluées dans une cuillerée à soupe d'huile végétale.

Mémoire

Huiles essentielles : **pin sylvestre, basilic, romarin à verbénone, menthe poivrée, citron**

Diffusez de l'huile essentielle de pin sylvestre – éventuellement avec du citron et de la menthe poivrée – dans les pièces à vivre ou dans le bureau.
Ou respirez à plusieurs reprises directement au flacon de l'huile essentielle de menthe poivrée ou de basilic.

Mycoses (de la peau)

Huiles essentielles : **tea tree, lavande, thym à linalol**

Appliquez sur la partie concernée un mélange de 15 gouttes d'huile essentielle de tea tree, de lavande ou de thym à linalol diluées dans une cuillerée à soupe d'huile de calendula.

Nausées

Voir *mal des transports.*

Névralgie

Huile essentielle : gaulthérie

Appliquez sur la partie concernée un mélange de 15 gouttes d'huile essentielle de gaulthérie diluées dans une cuillerée à soupe d'huile végétale.

ORL

Huiles essentielles : **ciste, myrte, eucalyptus citronné, pin sylvestre, thym à linalol**

Diffusez de l'huile essentielle de pin sylvestre et/ou de myrte dans l'air ambiant.
Prenez 1 goutte d'huile essentielle d'eucalyptus citronné et 1 goutte d'huile essentielle de thym à linalol diluées dans une cuillerée à café de miel trois à quatre fois par jour.
En cas de saignement de nez, mettez quelques gouttes pures sur une mèche de gaze et introduisez-la directement dans la narine. En même temps, vous bénéficierez des propriétés antiseptiques de cette huile essentielle.

Parasites intestinaux

Huiles essentielles : **thym à linalol, romarin à verbénone**

Appliquez sur le ventre un mélange de 15 gouttes d'huile essentielle de thym à linalol dans une cuillerée à soupe d'huile végétale. Répétez l'opération quatre fois par jour.
Prenez, une à deux fois par jour dans une cuillerée à café de miel, 1 goutte d'huile essentielle de thym à linalol en alternance avec 1 goutte d'huile essentielle de romarin à verbénone.

Pellicules

Huiles essentielles : **lavande, tea tree, eucalyptus citronné**

Mettez environ 40 gouttes d'huile essentielle de lavande, de tea tree ou d'eucalyptus citronné (surtout s'il y a des démangeaisons) dans 100 ml de shampoing neutre.
Ou faites un masque capillaire avec 15 gouttes d'huile essentielle de tea tree ou d'eucalyptus citronné diluées

dans une cuillerée à soupe d'huile végétale. Laissez agir environ 20 minutes. Faites un shampoing.

Piqûres d'insectes

Huiles essentielles : **eucalyptus citronné, lavande, tea tree**

Appliquez à plusieurs reprises sur la piqûre un mélange de 15 gouttes d'huile essentielle de lavande, de tea tree ou d'eucalyptus citronné diluées dans une cuillerée à soupe d'huile végétale.

Poux

Huiles essentielles : **lavande, tea tree, eucalyptus citronné**

En prévention, appliquez une fois par semaine sur la tête un mélange de 15 gouttes d'huile essentielle de lavande diluées dans une cuillerée à soupe d'huile végétale.
En cas d'infestation, appliquez à plusieurs reprises sur toute la partie concernée un mélange de 5 gouttes d'huile

essentielle de lavande, 5 gouttes d'huile essentielle de tea tree et 5 gouttes d'huile essentielle d'eucalyptus citronné dans une cuillerée à soupe d'huile végétale. Laissez agir une demi-heure, faites un shampoing, passez le peigne fin et recommencez deux fois par semaine jusqu'à l'élimination totale des lentes.

Prostate (inflammation de la)

Huiles essentielles : **lentisque pistachier, cyprès, basilic à linalol**

Prenez 2 gouttes d'huile essentielle de lentisque dans une cuillerée à café de miel trois fois par jour.
Appliquez sur la plante des pieds un mélange de 15 gouttes d'huile essentielle de cyprès diluées dans une cuillerée à soupe d'huile végétale.
En cas de sensation de gêne, en attendant la consultation, faites un micro-lavement (à l'aide d'une petite poire à lavement que l'on trouve à la pharmacie) que vous garderez une demi-heure avec 5 gouttes d'huile essentielle de basilic à linalol dans 3 cuillerées à café d'huile d'olive.

Rhumatismes

Huiles essentielles : **gaulthérie, eucalyptus citronné, pin sylvestre**

Appliquez à plusieurs reprises sur la partie concernée un mélange d'une cuillerée à café de chacune de ces 3 huiles essentielles diluées dans la quantité suffisante d'huile végétale pour obtenir 200 ml.

Rhume

Huiles essentielles : **myrte, niaouli, eucalyptus citronné, pin sylvestre**

Diffusez de l'huile essentielle de pin sylvestre et/ou d'eucalyptus citronné dans l'air ambiant.
Appliquez sur le thorax et sur le front un mélange de 15 gouttes d'huile essentielle de niaouli, de myrte ou d'eucalyptus diluées dans une cuillerée à soupe d'huile végétale.
Ou, à l'aide d'un coton-tige, mettez à la base du nez à proximité des muqueuses 1 goutte d'huile essentielle de myrte diluée dans un peu d'huile végétale.

Sinusite

Huiles essentielles : **pin sylvestre, menthe poivrée, thym à linalol, lavande, gaulthérie, myrte**

Appliquez au niveau des sinus un mélange de 5 gouttes d'huile essentielle de menthe poivrée ou de 10 gouttes d'huile essentielle de gaulthérie diluées dans une cuillerée à soupe d'huile végétale.
Faites des inhalations en mettant 5 gouttes d'huile essentielle de pin sylvestre et 5 gouttes d'huile essentielle de myrte dans de l'eau chaude. Penchez votre tête couverte d'une serviette au-dessus de la vapeur, fermez les yeux et respirez.
En cas de sinusite aggravée, prenez 2 gouttes d'huile essentielle de thym à linalol ou de lavande dans une cuillerée de miel, trois fois par jour.

Sommeil (problèmes de)

Huiles essentielles : **lavande, petit grain mandarinier**

Diffusez dans la chambre à coucher de l'huile essentielle de lavande le soir une vingtaine de minutes avant de vous coucher.

Diluez 1 goutte d'huile essentielle de petit grain mandarinier dans une cuillerée à café de miel. Versez votre tisane du soir sur cette préparation et buvez.

Spasmes musculaires

Huile essentielle: lavande, cyprès

Appliquez sur la partie concernée un mélange de 15 gouttes d'huile essentielle de lavande ou de cyprès diluées dans une cuillerée à soupe d'huile végétale.

Spasmes intestinaux

Huile essentielle: basilic à linalol

Appliquez sur le ventre un mélange de 15 gouttes d'huile essentielle de basilic à linalol diluées dans une cuillerée à soupe d'huile végétale.

Stress

Huiles essentielles : **petit grain mandarinier, lavande, basilic**

Diffusez de l'huile essentielle de lavande dans l'air ambiant. Appliquez à plusieurs reprises sur le plexus solaire un mélange de 15 gouttes d'huile essentielle de basilic ou de petit grain mandarinier diluées dans une cuillerée à soupe d'huile végétale.

Tendinites

Huiles essentielles : **gaulthérie, eucalyptus citronné, pin sylvestre**

Appliquez à plusieurs reprises sur la partie concernée un mélange de 1 cuillère à café de chacune de ces 3 huiles essentielles diluées dans la quantité suffisante d'huile végétale pour obtenir 200 ml. Normalement le mélange produit un soulagement rapide, si les douleurs perdurent ou recommencent, consultez votre ostéopathe ou médecin.

Toux

Huiles essentielles : **romarin à verbénone, cyprès, eucalyptus citronné, lavande**

Appliquez sur la plante des pieds un mélange de 15 gouttes d'huile essentielle de cyprès diluées dans une cuillerée à soupe d'huile végétale.

Pour les quintes de toux résiduelles, prenez une goutte d'huile essentielle de romarin à verbénone dans une cuillère à café de miel trois fois par jour pendant une semaine maximum. L'amélioration doit être rapide.

Pour soulager une toux persistante (après avis médical), prenez une goutte d'huile essentielle d'eucalyptus citronnée dans une cuillerée à café de miel trois fois par jour.

Pour une toux nerveuse, prenez deux gouttes d'huile essentielle de lavande dans une cuillerée de miel trois fois par jour. L'amélioration doit être assez rapide, sinon consultez.

Varices

Voir *hémorroïdes*.

Verrues

Huiles essentielles : **sarriette, tea tree, thym à linalol**

L'huile essentielle de sarriette pourrait s'utiliser avec l'avis d'un expert.

Appliquez sur la verrue un mélange de 15 gouttes d'huile essentielle de tea tree ou de thym à linalol diluées dans une cuillerée à soupe d'huile végétale.

SCHÉMA SIMPLIFIÉ DES HUILES ESSENTIELLES : COMPOSANTS ET PROPRIÉTÉS

•

Les terpènes

Les monoterpènes

Suffixe : –ÈNE

Principaux constituants : pinène, limonène

Huiles essentielles : le pin sylvestre et de nombreux conifères, citron et de nombreux agrumes…

Anti-infectieux : surtout aérien, peu efficace par contact

Propriétés possibles : stimulant cortico-surrénalien, tonique, stimulant, antalgique

Remarque : molécules dermocaustiques, révulsives

Les sesquiterpènes

Suffixe : –ÈNE

Principaux constituants : caryophyllène, azulène

Huiles essentielles : les huiles essentielles de Lamiacées (thym, sarriette, menthe…), de certaines camomilles…

Propriétés possibles : calmant local, anti-inflammatoire

Remarque : molécules bien tolérées par la peau

Les phénols

Suffixe : –OL

Principaux constituants : thymol, carvacrol, eugénol

Huiles essentielles : le thym à thymol, le thym à carvacrol, la sarriette, le clou de girofle…

Anti-infectieux : puissant bactéricide, virucide, fongicide

Propriétés possibles : antiparasitaire, immunostimulant, tonique

Attention : molécules dermocaustiques, hépatotoxiques, hypertensives et hyperthermisantes à doses élevées et prolongées

Les alcools monoterpénols

Suffixe : –OL

Principaux constituants : linalol, géraniol, terpinéol, menthol

Huiles essentielles : la lavande, le thym à linalol, le géranium, la menthe…

Anti-infectieux : oui, très

Propriétés possibles : immunostimulant, fongicide, régulateur du système nerveux
Remarque : molécules bien tolérées

Les aldéhydes

Suffixe : –AL
Principaux constituants : citral, géranial, néral, citronellal
Huiles essentielles : l'eucalyptus citronné, le néroli, le petit grain bigaradier (souvent utilisé comme calmant léger)...
Anti-infectieux : peu
Propriétés possibles : très anti-inflammatoire, régulateur du système nerveux
Remarque : l'aldéhyde cinnamique de l'huile essentielle de cannelle (écorce) ne se classe pas comme les autres huiles de cette composition chimique. Elle est redoutablement dermocaustique, donc réservée à la prescription médicale.

Les cétones

Suffixe : –ONE
Principaux constituants : menthone, pulégone, carvone, verbénone, thuyone

Huiles essentielles : le carvi, le romarin à verbénone, les menthes…
Anti-infectieux : peu ou pas
Propriétés possibles : mucolytique, lipolytique, aide à la baisse du LDL et à l'augmentation du HDL
Remarque : usage difficile et dangereux, car ces molécules se révèlent neurotoxiques et abortives, à l'exception du romarin à verbénone. Les huiles essentielles à cétones peuvent s'utiliser sur la peau (diluées), par voie aérienne, mais non celles à thuyones qui sont réglementées et l'huile essentielle de carvi qui est à éviter à cause de la carvone qui peut se révéler toxique.

Les dicétones

Suffixe : –DIONE
Principaux constituants : italdione
Huiles essentielles : l'hélichryse italienne…
Anti-infectieux : peu
Propriétés possibles : anticoagulant, cicatrisant
Remarque : ne pas l'utiliser sur une plaie qui saigne

Les esters

Suffixe : –ATE de –YLE

Principaux constituants : acétate de linalyle, acétate de menthyle, salicylate de méthyle
Huiles essentielles : les lavandes, les menthes, la gaulthérie…
Anti-infectieux : non
Propriétés possibles : antispasmodique, équilibrant nerveux et anti-inflammatoire
Remarque : les huiles essentielles contenant des salicylates ne conviennent pas aux personnes qui suivent un traitement anticoagulant ni à celles qui sont allergiques à l'aspirine.

Les oxydes

Nom : OXYDE DE…
Principaux constituants : 1,8 cinéole ou eucalyptol
Huiles essentielles : l'eucalyptus globulus à eucalyptol, le laurier, le ravintsara (les autres huiles essentielles à oxydes ne sont pas recomandées).
Anti-infectieux : oui
Propriétés possibles : décongestionnante, mucolytique et expectorant
Remarque : le 1,8 cinéole ou eucalyptol est formellement déconseillé aux enfants de moins de 6 ans, aux femmes enceintes et à celles qui allaitent. Les autres oxydes peuvent être allergisants.

Conclusion

Les huiles essentielles sont de magnifiques remèdes naturels pour les problèmes du quotidien. Cependant, il est indispensable de les utiliser avec conscience et prudence, de même qu'avec les champignons, par exemple : on ramasse seulement ceux qu'on connaît bien et on laisse les autres.

Voici les derniers conseils de précaution pour clore cette route parfumée :

- Pour des raisons de sécurité, ne cherchez pas à vous procurer ailleurs ce que le législateur a réglementé ou interdit dans notre pays !
- Avant d'utiliser une huile essentielle, renseignez-vous sur l'impact de sa récolte sur l'écosystème. En effet, actuellement, deux huiles essentielles, comme le bois de rose (*Aniba rosaeodora*) et le ravensara (*Ravensara aromatica*) ne seront plus en vente après l'épuisement des stocks car les espèces sont menacées.

Sans prescription médicale, n'utilisez pas :

- Les huiles essentielles à thuyones.
- Certaines cétones, comme la pulégone, la carvone et la menthone, pouvant être dangereuses pour le système nerveux.
- Les huiles essentielles à carvacrol (huiles essentielles d'origan d'Espagne, de sarriette, d'origan compact…) dont l'usage est trop difficile. La prudence s'impose, même si une certaine littérature de vulgarisation vous encourage à les employer.
- Certaines huiles essentielles, même si leur nom vous est familier (cannelle, girofle, muscade, etc.). Ces huiles essentielles ne doivent pas se trouver dans une pharmacie familiale, car elles peuvent se révéler toxiques et caustiques.